前言

"药食同源"的说法源远流长,食物自古便是民间防病治病的"天然良方"。历代中医大师都深刻认识到"食疗"的重要性,认为"药物疗法不如食物疗法"。食疗,又被称为食治,是将食材和药材相结合,通过烹调加工,制作成既有营养价值,又能预防疾病、治疗病症、保健强身、延年益寿的膳食。它不仅仅是食物和中药的简单融合,而是在中医阴阳、虚实等辨证理论的指导下,巧妙地运用药材、食材和调料,精心配制出符合人体需求的食物,既滋养身体,又能调理健康,展现了中医博大精深的智慧。

在中医食疗的广阔天地里,汤、酒、茶这三种常见的食品不仅是日常生活中不可或缺的一部分,更承载了丰富的文化和健康智慧。它们不仅在滋养身体、调和气血、调节脏腑功能方面发挥着重要作用,而且有着悠久的历史传统,深深植根于人们的生活之中。汤、酒、茶作为食疗的重要组成部分,各自拥有独特的功能和疗效,能够根据不同的体质和病症,提供恰到好处的调理与养护。

汤疗作为中医食疗中的经典之一,具有温和滋补、调和脏腑、化湿祛痰等多种功效。中医认为,汤的作用在于通过长时间的炖煮,使药材与食材中的营养成分相互融合,最大程度地释放其治疗效果。汤品不仅能帮助养胃健脾、补充体力、调节气血,还在治疗寒湿、风热、气滞等多种常见病症中,发挥重要的辅助作用。例如,滋补汤如八珍汤、四物汤,能够帮助调理体质、增强免疫力;而消炎解毒的汤品如黄芪乌鸡汤,则能够帮助清除体内的湿气。

酒疗在中医中也有着重要的地位,尤其是药酒疗法,通过酒精溶解草药中的有效成分,使其更好地被人体吸收。酒的温通作用对于寒性体质、风湿病、关节炎等症状具有显著的治疗效果。常见的药酒如枸杞酒、当归酒等，不仅能温补肝肾、活血通络，还能够缓解疲劳、提升体力。在寒冷的季节，适量饮用药酒，既能保暖御寒，又能改善体内气血流通，起到强身健体的作用。然而，酒疗也需遵循个体差异，应避免过量或不当使用。

茶疗则是日常生活中最为普遍的一种食疗方式。茶叶不仅含有丰富的抗氧化物质，还能够通过不同的草本搭配，发挥不同的健康效益。例如，菊花茶有清热解毒、明目护眼的作用；绿茶则富含茶多酚，具有抗衰老、降脂减肥的功效；而一些结合草药的茶饮，如枸杞菊花茶、金银花茶，则可以帮助清火解毒、增强免疫力。茶疗作为一种轻便而有效的养生方式，广泛适用于各类人群，尤其是现代社会中的快节奏生活，让人们在繁忙中也能享受一杯健康茶饮的疗效。

我们精选了数百种疗效显著、操作简单的食疗方，编写成这本《汤茶酒食疗》。其中介绍了日常生活中常见食疗方原料的相关知识，包括食物的别名、营养成分、食用须知等，以及中药材的性味归经、功效主治、适宜人群等，让读者更全面地了解食物和药材的特性。另外，有针对性地介绍了数百种食疗方，包括四季养生食疗方，根据各个季节的饮食宜忌为读者精选了适合各个季节食用的养生食疗方；调养五脏食疗方，针对心、肝、脾、肺、肾五脏，介绍了多种调养食疗方，以辅助读者了解与各脏器相关的慢性疾病的食疗；美容养颜食疗方，精心挑选了具有乌发明目、滋阴润肤等功效的食疗方。这些精选的食疗方具有食材易得、操作简单、安全绿色三大特点。普通读者即使没有任何经验，也能按照书中的指导做出健康营养的食疗药膳，让您的身体保持活力四射的健康状态。

> 本书所提供的汤、茶饮料及药酒食疗方，旨在传递健康生活的知识与经验。每一种配方都有其独特的养生功效，然而，并非所有人都适合使用。在尝试本书中的任何食疗方之前，请务必咨询医生或专业人士的意见，确保所选方剂适合您的身体状况。

汤茶酒食疗

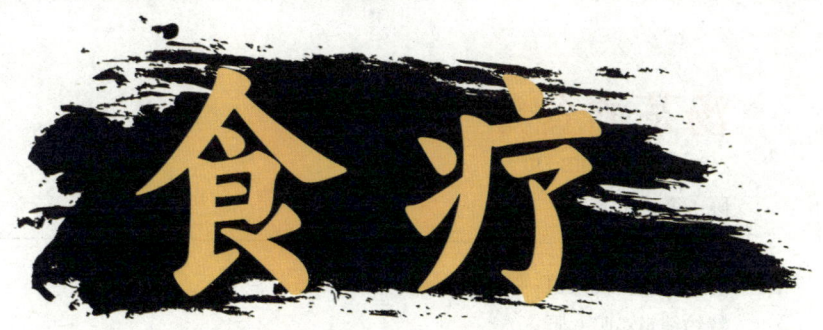

陈霞 ◎ 主编

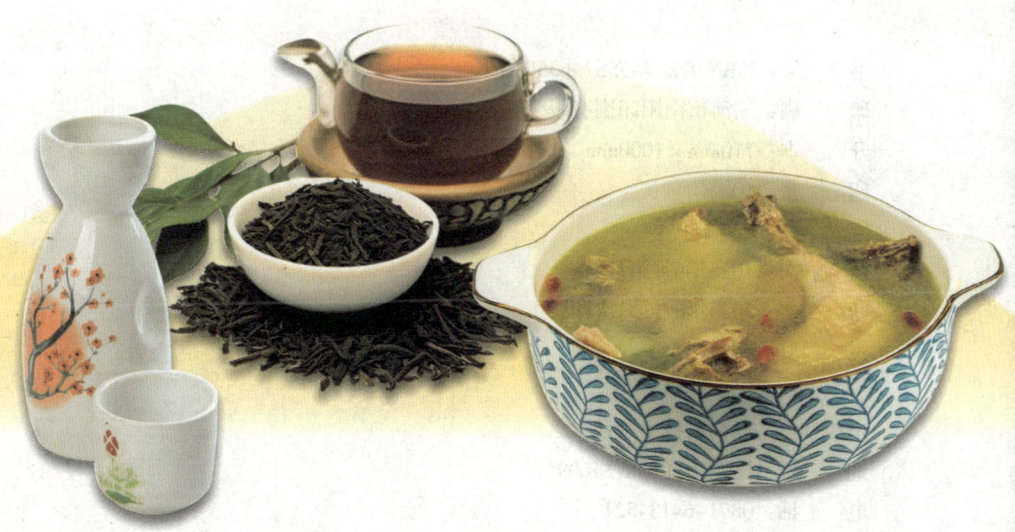

云南科技出版社
·昆明·

图书在版编目（CIP）数据

汤茶酒食疗 / 陈霞主编 . -- 昆明：云南科技出版社, 2025.6. -- ISBN 978-7-5587-6359-5

Ⅰ . R247.1

中国国家版本馆 CIP 数据核字第 2025QJ2817 号

汤茶酒食疗

TANG CHA JIU SHILIAO

陈　霞　主编

责任编辑：代荣恒
特约编辑：旷　野
封面设计：李东杰
责任校对：孙玮贤
责任印制：蒋丽芬

书　　号：ISBN 978-7-5587-6359-5
印　　刷：三河市南阳印刷有限公司
开　　本：710mm×1000mm　1/16
印　　张：10
字　　数：120千字
版　　次：2025年6月第1版
印　　次：2025年6月第1次印刷
定　　价：59.00元

出版发行：云南科技出版社
地　　址：昆明市环城西路609号
电　　话：0871-64134521

版权所有　侵权必究

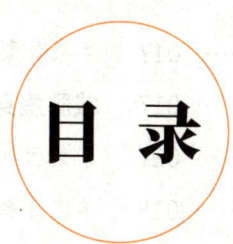

目 录

第一篇　汤　饮

第一章　汤饮养生知识 …… 002

汤饮养生的起源和发展 …… 002
常用煲汤材料选用技巧 …… 003
煲汤方法大全 …… 005
煲出美味鲜汤小妙招 …… 006

第二章　家常滋补汤饮 …… 009

香浓肉汤 …… 009
栗子南瓜鲫鱼汤 …… 009
山药排骨汤 …… 009

鲜美海鲜汤 …… 010
虾皮粉丝汤 …… 010
海参木瓜汤 …… 010

滋补菌蛋汤 …… 011
口蘑香菇蛋花汤 …… 011
猪手炖菌菇汤 …… 011

养生豆腐汤 …… 012
豆腐炖河虾 …… 012
白玉红豆腐汤 …… 012

第三章　日常保健汤饮 …… 013

补益气血 …… 013
玉米鱼块汤 …… 013
桂圆红枣鹌鹑汤 …… 013

滋阴壮阳 …… 014
黄豆墨鱼汤 …… 014
子鸡龙马汤 …… 014

健脑益智 …… 015
羊肝菠菜汤 …… 015
核桃栗子莲藕汤 …… 015

明目润发 …… 016
银杞鸡肝汤 …… 016
黑芝麻核桃肉汤 …… 016

润肠排毒 ·············· 017	苹果雪梨银耳汤 ·············· 019
槐花猪肠汤 ·············· 017	**减肥瘦身** ·············· 020
麻仁当归猪蹄汤 ·············· 017	紫菜西红柿鸡蛋汤 ·············· 020
开胃消食 ·············· 018	羊肉片熬冬瓜汤 ·············· 020
绿豆陈皮排骨汤 ·············· 018	海米冬瓜汤 ·············· 021
羊肉萝卜汤 ·············· 018	西红柿娃娃菜汤 ·············· 021
清热润肺 ·············· 019	**养颜润肤** ·············· 022
南瓜绿豆汤 ·············· 019	西洋参鸡片汤 ·············· 022

第四章　亚健康人群调理汤饮 ·············· 023

抑郁状态 ·············· 023	**鼻出血** ·············· 027
牡蛎平菇汤 ·············· 023	绿豆银耳红枣汤 ·············· 027
苹果红枣炖子鸡汤 ·············· 023	排骨莲藕汤 ·············· 027
健忘 ·············· 024	**口腔溃疡** ·············· 028
甲鱼汤 ·············· 024	虾米白菜汤 ·············· 028
鹿角胶木耳汤 ·············· 024	苦瓜鸡蛋汤 ·············· 028
失眠 ·············· 025	**腹泻** ·············· 029
熟地百合鸡蛋汤 ·············· 025	金蒜苋菜汤 ·············· 029
莲子茯神猪心汤 ·············· 025	芡实莲子薏苡仁汤 ·············· 029
牙痛 ·············· 026	**便秘** ·············· 030
石斛麦冬瘦肉汤 ·············· 026	什锦海鲜汤 ·············· 030
紫菜鸭蛋汤 ·············· 026	香蕉甜汤 ·············· 030

第五章　不同工作人群补养汤饮 ·············· 031

电脑族 ·············· 031	蔬菜浓汤 ·············· 032
猪肝明目汤 ·············· 031	茄子汤 ·············· 032
芦笋鲤鱼汤 ·············· 031	**应酬族** ·············· 033
久坐族 ·············· 032	豌豆解毒汤 ·············· 033

三丝豆腐汤·············· 033	脑力劳动者·············· 036
久站族 ················ 034	栗香土鸡肉汤·············· 036
苦瓜豆腐汤·············· 034	白果猪肚肉汤·············· 036
海鲜冬瓜汤·············· 034	**高温环境工作者** ············ 037
体力劳动者 ············ 035	苦瓜牛柳汤·············· 037
萝卜羊肉汤·············· 035	西瓜鸡肉汤·············· 037
乳鸽汤················ 035	

第六章 四季养生汤饮 ············ 038

春季养生汤饮 ············ 038	**秋季养生汤饮** ············ 042
冬瓜薏米车前汤············ 038	白菜柚子汤·············· 042
荸荠玉米排骨汤············ 038	鲜藕老鸭汤·············· 042
虫草枸杞鸭汤············· 039	白果玉竹猪肝汤············ 043
首乌鸡肝汤·············· 039	莲子芡实猪尾汤············ 043
夏季养生汤饮 ············ 040	**冬季养生汤饮** ············ 044
苦瓜排骨菠萝汤············ 040	银耳杜仲汤·············· 044
青椒清汤··············· 040	当归羊肉汤·············· 044
生地乌鸡汤·············· 041	巴戟天黑豆鸡汤············ 045
牛奶银耳水果汤············ 041	补骨脂虫草羊肉汤··········· 045

第二篇 茶 方

第一章 茶方相关知识 ·················· 047

茶与五行、五色、五脏、五味、五经相对应 ············ 047	健康成分 ··············· 049
	饮茶的八大养生功效 ········· 051
茶叶中经过科学检验的	健康喝茶七不饮 ··········· 062

第二章　美颜瘦身的茶方 ······ 065

美容养颜 ······ 065
二香养颜茶 ······ 065
养血美颜茶 ······ 065
乌发 ······ 066
女贞桑葚茶 ······ 066
木耳芝麻茶 ······ 066
降脂减肥 ······ 067
山楂降脂茶 ······ 067

三花减肥茶 ······ 067
祛痘 ······ 068
百合养颜茶 ······ 068
银菊战痘茶 ······ 068
抗衰 ······ 069
刺五加茶 ······ 069
决明子茶 ······ 069

第三章　滋养五脏的茶方 ······ 070

养心安神 ······ 070
代参茶 ······ 070
柏子仁茶 ······ 070
疏肝解郁 ······ 071
当归郁金楂橘饮 ······ 071
金香茶 ······ 071
健脾养胃 ······ 072
生姜大枣茶 ······ 072

山楂茶 ······ 072
润肺止咳 ······ 073
宁咳止喘茶 ······ 073
百日咳茶 ······ 073
滋阴补肾 ······ 074
双耳茶 ······ 074
王母桃茶 ······ 074

第四章　养生保健的茶方 ······ 075

清热解毒 ······ 075
丝瓜茶 ······ 075
金银花茶 ······ 075
解表祛暑 ······ 076
香薷茶 ······ 076
三叶茶 ······ 076

祛风除湿 ······ 077
羌活苍草茶 ······ 077
桂枝木瓜茶 ······ 077
泻下消食 ······ 078
菊花山楂茶 ······ 078
陈皮党参麦芽茶 ······ 078

止咳化痰 ……………… 079	冬瓜皮姜茶 ……………… 081
罗汉果菊花茶 …………… 079	**收敛固涩** ……………… 082
萝卜茶 …………………… 079	益智缩泉茶 ……………… 082
理气补血 ……………… 080	五子补肾茶 ……………… 082
二花茶 …………………… 080	**清热理气** ……………… 083
勿忘我花茶 ……………… 080	洛神花茶 ………………… 083
利水消肿 ……………… 081	金银花甘草茶 …………… 083
桂花黄芪茶 ……………… 081	

第五章　四季滋养茶方 …………………………… 084

春季养生茶方 ………… 084	蚕茧枣豆茶 ……………… 087
青莲二根茶 ……………… 084	**秋季养生茶方** ………… 088
辛夷茶 …………………… 084	枇杷竹叶茶 ……………… 088
核桃茶 …………………… 085	黄精枸杞茶 ……………… 088
柠檬薰衣草茶 …………… 085	**冬季养生茶方** ………… 089
夏季养生茶方 ………… 086	三子养肾茶 ……………… 089
薄荷香茶 ………………… 086	乌胡止痛茶 ……………… 089
绿豆酸梅汤 ……………… 086	黄芪红枣茶 ……………… 090
清暑茶 …………………… 087	肉苁蓉红花茶 …………… 090

第三篇　药　酒

第一章　药酒的相关知识 ……………………………… 092

药酒的起源与命名 ……… 092	药酒的服用与贮藏 ……… 103
药酒的特色与作用 ……… 097	药酒的使用 ……………… 106
如何泡制药酒 …………… 100	

第二章　防治心脑血管疾病的药酒 …………………………………… 108

高血压病 …………………… 108
复方杜仲酊酒……………… 108
桑葚降压酒………………… 108

高脂血症 …………………… 109
二至益元酒………………… 109
消脂酒……………………… 109

心绞痛 ……………………… 110
冠心酒……………………… 110
灵芝丹参酒………………… 110

心悸 ………………………… 111
安神酒……………………… 111
十二红药酒………………… 111

眩晕 ………………………… 112
补益杞圆酒………………… 112
菊花酒……………………… 112

脑卒中 ……………………… 113
复方白蛇酒………………… 113
爬山虎药酒………………… 113

第三章　防治泌尿系统疾病的药酒 …………………………………… 114

阳痿 ………………………… 114
西汉古酒…………………… 114
琼浆药酒…………………… 115

早泄 ………………………… 116
锁阳苁蓉酒………………… 116
蛤蚧菟丝酒………………… 116

遗精 ………………………… 117
熙春酒……………………… 117
六神酒……………………… 117

不育症 ……………………… 118
雄蚕蛾酒…………………… 118
沉香五花酒………………… 118

前列腺增生 ………………… 119
老人癃闭酒………………… 119
贝母苦参酒………………… 119

慢性前列腺炎 ……………… 120
荠菜酒……………………… 120
小茴香酒…………………… 120

尿频 ………………………… 121
茱萸益智酒………………… 121
尿频药酒…………………… 121

肾结核 ……………………… 122
二山芡实酒………………… 122
肉桂鸡肝酒………………… 122

尿失禁 ……………………… 123
茴香桑螵酒………………… 123
益丝酒……………………… 123

淋症 ………………………… 124
金钱草酒…………………… 124
石韦酒……………………… 124

水肿 ………………………… 125
大生地酒 …………………… 125

海藻浸酒 …………………… 125

第四章　防治呼吸系统疾病的药酒 …………………… 126

感冒 ………………………… 126
蔓荆子酒 …………………… 126
肉桂酒 ……………………… 126

咳嗽 ………………………… 127
人参蛤蚧酒 ………………… 127
红颜酒 ……………………… 127

哮喘 ………………………… 128
蛤蚧定喘酒 ………………… 128
清火益肺酒 ………………… 128

肺痈 ………………………… 129
金荞麦酒 …………………… 129
银翘三仁酒 ………………… 129

支气管炎 …………………… 130
丹参川芎酒 ………………… 130
陈皮酒 ……………………… 130

肺结核 ……………………… 131
参部酒 ……………………… 131
冬虫夏草酒 ………………… 131

第五章　防治消化系统疾病的药酒 …………………… 132

呃逆 ………………………… 132
薄荷酊 ……………………… 132
姜汁葡萄酒 ………………… 132

呕吐 ………………………… 133
姜醋酒 ……………………… 133
干姜酒 ……………………… 133

胃痛 ………………………… 134
佛手酒 ……………………… 134
温脾酒 ……………………… 134

胃及十二指肠溃疡 ………… 135
香砂酒 ……………………… 135
平胃酒 ……………………… 135

黄疸 ………………………… 136
茵陈栀子酒 ………………… 136
秦艽酒 ……………………… 136

腹泻 ………………………… 137
五味子酒 …………………… 137
白药酒 ……………………… 137

便秘 ………………………… 138
秘传三意酒 ………………… 138
芝麻杜仲牛膝酒 …………… 138

便血 ………………………… 139
刺五加酒 …………………… 139
地榆酒 ……………………… 139

第六章　防治内分泌系统疾病的药酒 …………………………………… 140

糖尿病 ………………… 140　**肥胖症** ………………… 141
黄精酒………………… 140　参楂酒………………… 141
地黄酒………………… 140　龙眼肉酒……………… 141

第七章　皮肤病防治药酒 ………………………………………………… 142

足癣 …………………… 142　**神经性皮炎** …………… 145
黑豆酒………………… 142　外擦药酒方…………… 145
荨麻疹 ………………… 143　红花酊………………… 146
浮萍酒………………… 143　**寻常疣** ………………… 147
独活肤子酒…………… 143　消疣液………………… 147
湿疹 …………………… 144　**皮肤瘙痒症** …………… 148
蛇床苦参酒…………… 144　活血止痒酒…………… 148

第一篇 汤饮

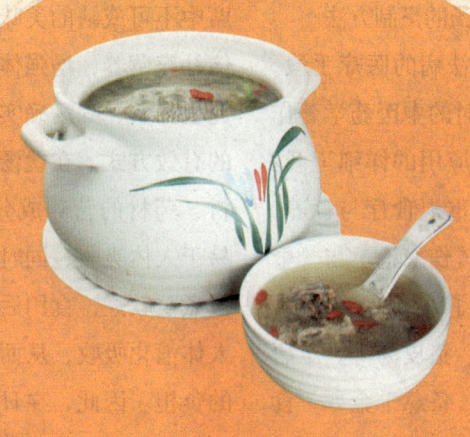

第一章　汤饮养生知识

◎ 汤饮养生的起源和发展

汤饮养生，简而言之，即通过食用汤品来调养身体，这一习俗在我国拥有深厚的历史底蕴。据史料记载，汤的起源可追溯至约3500年前的商朝初期，当时已经出现了食疗汤品的雏形。事实上，我国在1000多年前就已经有了世界上最早的食谱之一，该食谱中收录了10余种汤的烹制方法。

将汤作为养生祛病的医疗手段，始于秦汉时期。当时的中医药学著作中不乏对药汤膳食应用的详细记载。我国传统中医历来重视食疗与食养，东汉名医张仲景在《伤寒论》与《金匮要略》中便记载了许多补汤方剂，如当归生姜羊肉汤、猪皮汤等。至唐代，名医孙思邈在《备急千金方·食治篇》中更是列举了多种具有食疗功效的食物，并提供了众多食疗方，其中汤品占据了显著的比例。

汤饮不仅深受医家推崇，也广受普通百姓的喜爱。唐朝的一首描绘嫁新娘的诗中，便提到了煲汤，将其作为新妇持家的一项重要技能，足见汤在当时已深入人心。在皇室宫廷，喝汤视为一种尊贵、隆重的饮食仪式。在皇宫中的宴会上，汤往往是第一道主菜，以展示主人的地位和财富。

时至今日，汤已成为我国家庭宴席中不可或缺的美味佳肴，它能为人体补充营养，增强体质。现代科学研究也证实，喝汤确实是进行食疗食养的有效方式。在煲汤过程中，各种食材、药材的营养成分充分融入汤中，易于人体吸收；同时，汤中的食材多被煮至软烂，食用后营养成分更易被人体消化吸收，从而减轻了消化系统的负担。因此，在日常生活中，我们若能有意识地制作并经常饮用一些食疗、食养汤品，无疑将对我们的健康大有裨益。

◎ 常用煲汤材料选用技巧

在选用常用煲汤材料时,需要考虑食材的新鲜度、搭配合理性、营养价值以及个人口味和健康需求。以下是一些常用的煲汤材料选用技巧。

❶ 肉类食材的选用

猪肉:选用新鲜的猪瘦肉、猪骨或猪排,确保肉质鲜红、有光泽,无异味。猪骨富含胶原蛋白和矿物质,适合长时间炖煮。

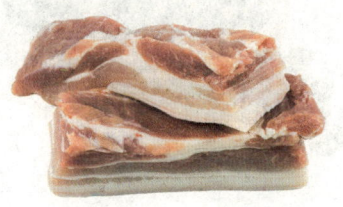

牛肉:选择表面呈棕色或暗红色,剖面有光泽,结缔组织为白色,脂肪为黄色的牛肉。牛肉富含蛋白质和铁质,煲汤后肉质鲜嫩。

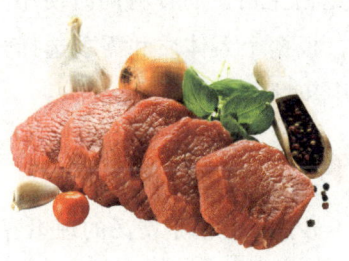

鸡肉:挑选肉质紧实、皮色光亮、无异味的鸡肉。鸡肉煲汤能够提供丰富的蛋白质和矿物质,且味道鲜美。

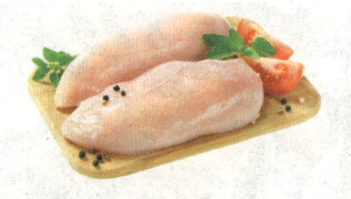

羊肉:选用肉质较坚实、颜色红润、膻味较轻的羊肉。羊肉煲汤具有温补作用,适合寒冷季节饮用。

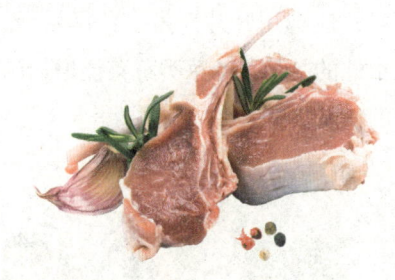

海鲜类:如虾、螃蟹、鱼等,应确保新鲜,无异味。海鲜类食材富含蛋白质、矿物质和海洋活性物质,能增加汤品的鲜美度和滋补效果。

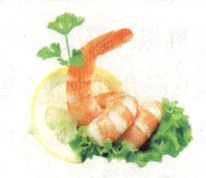

❷ 蔬菜类食材的选用

根茎类蔬菜:如胡萝卜、白萝卜、冬瓜、南瓜等,应挑选表皮光滑、无损伤、质地坚实的品种。这些蔬菜富含维生素和矿物质,能增加汤品的营养价值和口感。

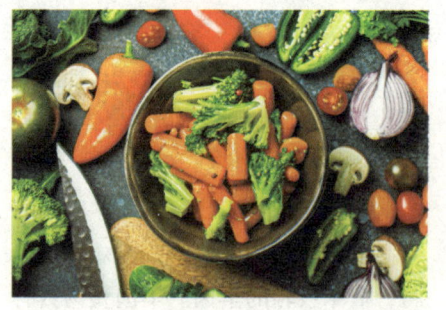
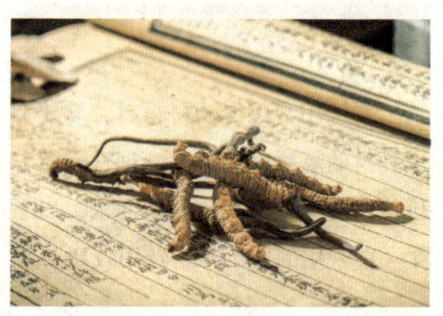

叶菜类蔬菜：如菠菜、白菜、芹菜等，应选用叶片鲜嫩、色泽翠绿、无虫蛀的品种。叶菜类蔬菜能增加汤品的清新口感。

变、无异味的品种。这些中药材能赋予汤品特殊的滋补功效，如补气血、健脾胃等。

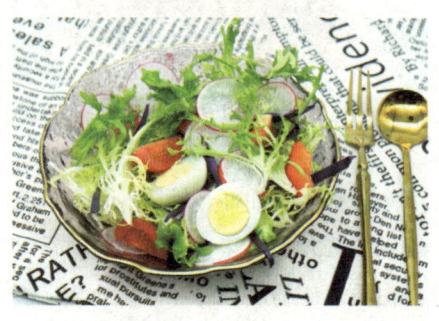
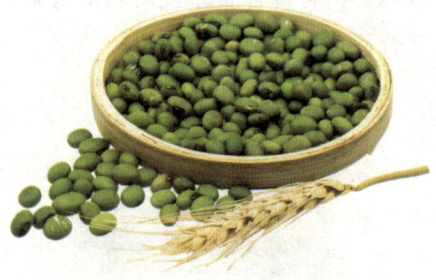

菌菇类食材：如金针菇、银耳、香菇等，应确保无霉变、无异味。菌菇类食材富含膳食纤维和多种氨基酸，能提升汤品的鲜美度和营养价值。

清热解暑类中药材：如绿豆、荷叶、冬瓜皮等，适合夏季煲汤使用。这些中药材能清热解暑、利湿排毒。

中药材的搭配需遵循中医理论，避免相克相畏的食材同时使用。同时，根据个人体质和需求选择合适的中药材。

❹ 煲汤容器的选用

砂锅：砂锅是煲汤的理想容器，因其通气性、吸附性好且传热均匀。砂锅能均衡而持久地把外界热能传递给里面的原料，有利于水分子与食物的相互渗透。

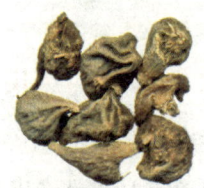

❸ 中药材的选用

滋补类中药材：如枸杞、红枣、黄芪、党参等，应选用干燥、无霉

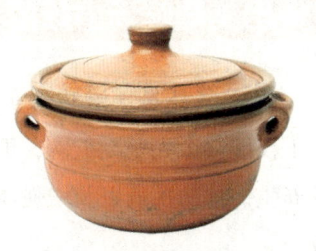

陶瓷锅或不锈钢锅：也可作为煲汤的容器，但需确保材质安全、无异味。避免使用劣质或含有有害物质的锅具煲汤。

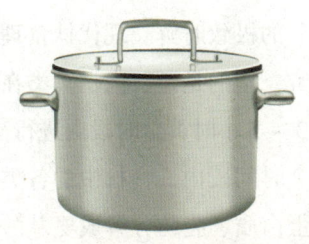

◎ 煲汤方法大全

有些食材不易煮熟，有些食材却极易煮烂；有些食材中营养成分不易溶于水，而有些食材所含的却是水溶性营养物质。所以，在煲汤之前，就要根据食材的不同选用不同的煲汤方

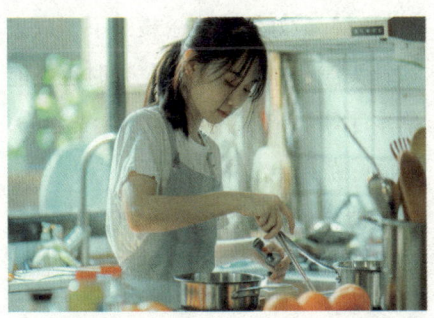

法，这样才能煲出美味可口、营养丰富的汤饮。

1 汆烫

汆烫是一种常用于煮汤的烹饪技巧。主要针对细切的片、丝、花刀形状的材料或制成的丸子进行处理。此方法制作的汤品量较大，且过程中易产生浮沫，需及时撇去。

汆烫的特点在于质地嫩滑、口感清爽、味道清淡并能解腻。

2 炖

炖制美味鲜汤时，首先需用葱、姜进行炝锅，随后迅速冲入汤或水，待其沸腾后，再将主料加入。炖煮过程应先以大火使汤液沸腾，随后转小火慢慢炖煮，期间无须勾芡。为了确保炖汤的美味，选材尤为关键，应倾向于选择韧性好、质地坚硬的块状食材。炖汤的主料需炖至软烂，味道以咸鲜为宜。

炖汤的特色在于汤汁清澈醇厚，食材质地柔软细腻。

3 熬

熬是指先将食物初加工，再烹制成汤汁黏稠、材料烂熟的一种方法。熬的时间比炖的时间长，一般在 3 小时以上，多适用于烹制含丰富胶质的材料。先将材料用水涨发后，拣去杂质，冲洗干净，撕成小块备用，在锅内先倒入清水，再放入材料、调料用大火烧沸，撇净浮沫，改用小火熬至汤汁浓稠即可。

熬制汤的特点是汁稠味浓。

❹ 煮

煮和氽烫有些相似，但煮比氽烫的时间要长一些。主料放在汤汁或清水中，用大火烧开，然后改用中火或小火慢慢煮熟的一种烹调方法。需要注意的是，煮的过程中要一次加足汤汁或清水，中途不要续加，也不要勾芡，否则会影响味道。

煮汤的特点是口味清鲜、汤菜各半。

❺ 煨

煨是指将质地较硬的材料放入锅中，用小火长时间加热直到材料熟烂为止，汤汁不用勾芡，盐一般在最后放入。需要强调的是，煨汤必须选择质地较硬、纤维较粗、不易成熟的材料，并将其切成较小的块状。

煨汤的特点是材料酥烂、汤汁浓香、口味醇厚。

◎ 煲出美味鲜汤小妙招

一锅香气扑鼻、滋味鲜美的汤品，不仅能够令人垂涎欲滴，更兼具滋补养生、预防疾病以及增强体魄的功效。

❶ 材料要新鲜

在煲汤的过程中，首要之务是确保食材的新鲜，而这里所说的"新鲜"，并非传统意义上追求的"现杀现吃"的极致时鲜。现代饮食理念中的新鲜，指的是鱼、肉、禽类在宰杀后的3~5小时黄金时段内进行烹饪。在这个时间段内，食材中的各类酶会促使蛋白质、脂肪分解成氨基酸、脂肪酸等更易于人体吸收的营养成分，使汤品不仅在营养价值上得到提升，口感与风味亦属上乘。

❷ 材料要清洗干净

煲汤前，清洗材料是必不可少的一个程序。不同的材料，清洗的方法也有不同。例如，清洗腔骨、鸡块等材料时，最好用沸水氽烫一下，以去除骨头渣和血水；清洗蔬果时也不能草率了事，应采用正确的清洗方法，以清除蔬果上残留的农药。

清洗蔬菜常用的两种方法：一是先将蔬菜用清水冲洗干净，然后将

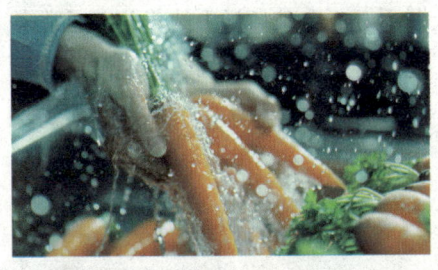

蔬菜浸入盛有小苏打水的盆里，浸泡5～10分钟，再用清水冲洗干净即可；二是先用清水将蔬菜冲洗干净，然后将其放入清水盆中，并滴入几滴果蔬清洗剂浸泡片刻，最后用清水冲洗干净即可。

注意，在使用果蔬清洗剂洗蔬菜时，不要浸泡过久，以免清洗剂中的化学成分渗入蔬菜中，影响人体健康。

③ 材料放入的先后顺序

一些需要长时间炖煮的材料，如肉、鱼、某些根茎类的蔬菜，可同时放入锅中，根茎类蔬菜宜切大块；一

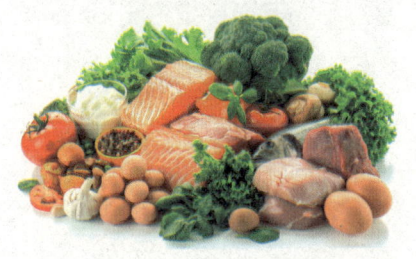

些比较易熟的嫩叶类蔬菜，最好在起锅前几分钟放入，以保证食材成熟度一致。

④ 水的用量和温度

水既是鲜香食品的溶剂，又是食品的传热媒介。水温的变化、用量的多少对汤的味道有直接影响。熬汤最好用冷水，因为热水会使肉的外层蛋白质因高温而马上凝固，从而导致蛋白质不能充分溶解到汤里。煮汤时，用水量可以是主要食材重量的2～3倍，也可按煮1碗汤加2倍水的方法计算。

⑤ 适度添加调料

做汤的基本调料有盐、酱油、豆豉、醋、味精、鸡精、蚝油、虾油、姜、葱、大蒜、辣椒、花椒、大料、香叶、丁香、肉蔻、小茴香、陈皮等。煲汤讲究原汁原味，过多地加入调料，会影响汤的口感，因此，调料的加入要适宜、适量。还要注意一

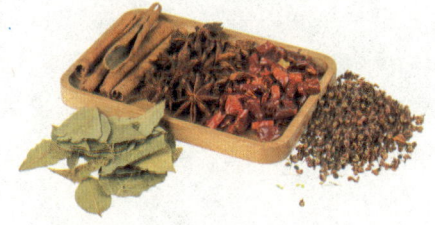

点，熬汤的时候不宜先放盐，因为盐具有渗透作用，会导致原料中的水分排出，蛋白质凝固，汤的鲜味不足。

⑥ 掌握煲汤时间

煲汤的时间要根据具体煲汤材料

的不同而有所区别。例如，蔬菜汤易熟，煲汤时间就应短一些；骨头汤时间则要长一些。另外，选用不同的器具，煲汤的时间也不同。使用砂锅、陶瓷锅煲汤，时间要长一些；选用高压锅、不锈钢锅则要短一些。

7 掌握煲汤火候

汤对火候的要求很高，一锅味道鲜美的汤，是用大火炖煮还是用小火慢熬，要因所选材料而定。火候掌握不好，会破坏汤中的养分。通常来说，可遵循大火烧沸、小火慢煨的要诀。另外，要想汤清、不浑浊，就要用微火烧，使汤只开锅，不沸腾。

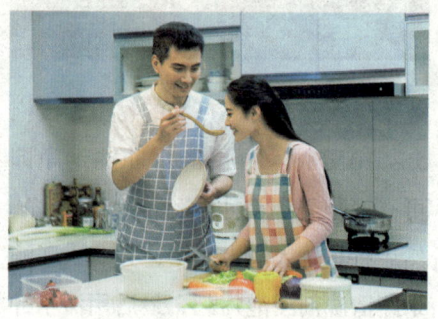

第二章　家常滋补汤饮

◎ 香浓肉汤

栗子南瓜鲫鱼汤

使用方法
晾温后食用。

健康叮咛
痛风患者慎食。

制作方法
①栗子去皮，洗净后沥干水分；小米浸透后洗净；银耳泡发后洗净；南瓜洗净，切块；备好其他食材。
②鲫鱼剖净后抹干鱼身，油锅烧热，放入鲫鱼煎至两面微黄后盛起。
③锅中加清水，大火烧开，放入银耳、陈皮、小米、栗子和南瓜块稍煮。
④放入鲫鱼，以中慢火煲约1小时，放盐调味即可。

汤饮功效
栗子与鲫鱼搭配同食有开胃、补气的作用。

汤饮食材
栗子200克，小米200克，银耳20克，南瓜150克，鲫鱼1条，陈皮少许。

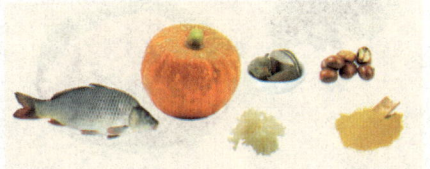

山药排骨汤

使用方法
晾温后食用。

健康叮咛
湿热痰滞内蕴者、血脂较高者以及痰湿体质、湿热体质和脾虚者应慎食。

制作方法
①山药块入沸水锅中汆烫片刻；排骨洗净，剁成块，入沸水锅汆烫后洗净，备用。
②砂锅中加入清汤、排骨块、葱段、姜片、料酒，煮沸后撇去浮沫，加盖煮至排骨熟烂。
③放入山药块，加入盐、味精煮至山药入味，加入枸杞子即可。

汤饮功效
此汤可益气养阴、补脾肺肾，适用于肺虚喘咳等症。

汤饮食材
猪排骨250克，净山药块150克，枸杞子10克。

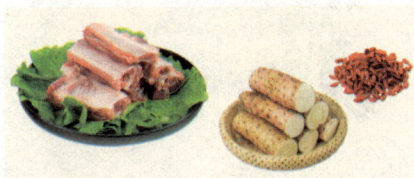

◎ 鲜美海鲜汤

虾皮粉丝汤

使用方法
晾温后食用。

健康叮咛
脾胃虚寒、腹泻便溏者应忌食。

制作方法
①白萝卜洗净,切丝;粉丝用开水烫软;备好其他食材。
②油锅烧热,用葱丝、姜丝爆香,放入虾皮煸炒,再下入白萝卜丝煸炒数下。
③加入清汤、粉丝,烧开后加盐、料酒、味精、胡椒粉调味,撒上香菜段即可。

汤饮功效
此汤有消食化积的作用。适用于有消化不良、积食等症状的人群。

汤饮食材
白萝卜200克,虾皮、粉丝各80克。

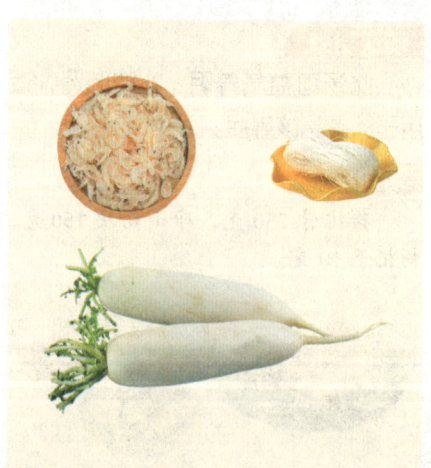

海参木瓜汤

使用方法
晾温后食用。

健康叮咛
痛风患者和高胆固醇患者应适量食用,避免过量摄入导致病情加重。

制作方法
①海参放入清水中浸泡至发,洗净,切块;猪瘦肉洗净,切片。
②将猪瘦肉片入沸水中汆烫,去除血水,捞出。
③砂锅置火上,加入适量清水,放入猪瘦肉片、海参块、木瓜块、姜片,大火煮沸后转小火煮90分钟,最后加盐煮30分钟即可。

汤饮功效
海参具有极高的营养,对人体补益作用很大,此汤适用于筋骨酸软、贫血、体弱多病等人群。

汤饮食材
海参200克,猪瘦肉100克,木瓜适量。

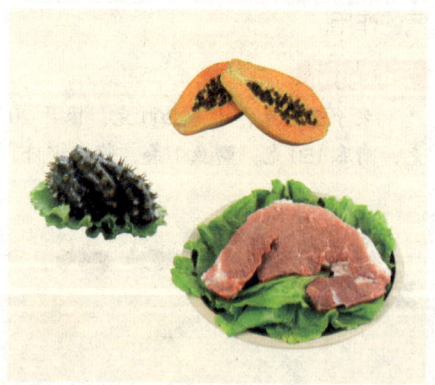

◎ 滋补菌蛋汤

口蘑香菇蛋花汤

使用方法
晾温后食用。

健康叮咛
口蘑和香菇中富含膳食纤维，胃肠疾病患者应谨慎食用。

制作方法
①洗净的口蘑切片，香菇切丁；泡发好的黑木耳切丝；小葱切碎，香菜切末，蒜切末。把葱绿和香菜放在一起，葱白和蒜末放在一起，两个鸡蛋，打散备用。

②锅里倒入少量橄榄油烧热下葱白、蒜末炒出香味；口蘑片、香菇丁和木耳丝倒入锅中，炒至口蘑片变软；加入适量清水，盖上锅盖中火煮一会儿，将锅里的水煮开。

③把调好的水淀粉加入汤里，大火煮至黏稠；转中火，快速搅动锅里的汤，让汤汁在锅中旋转起来，然后淋入蛋液，最后加入葱绿、香菜、少许盐即可。

汤饮功效
口蘑和香菇中的膳食纤维有助于促进胃肠道蠕动，加快食物消化和代谢。

汤饮食材
鸡蛋2个，口蘑4～5个，香菇1朵。

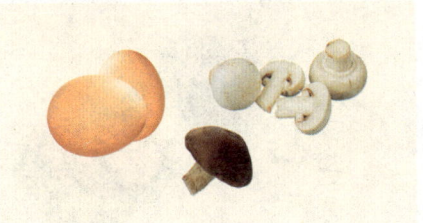

猪手炖菌菇汤

使用方法
晾温后食用。

健康叮咛
猪手炖菌菇汤中的菌菇成分含有较高的膳食纤维和某些酸性物质，可能刺激胃黏膜，加重脾胃虚弱的症状，如腹胀、腹痛等。因此，脾胃虚弱的人群应谨慎食用。

制作方法
①将猪手焯水洗净备用；将菌菇清洗干净，切好备用。

②将猪手放入锅中，加入适量的水煮开，将浮沫撇去，然后转慢火炖约90分钟。

③加入菌菇、适量黄酒继续慢炖30分钟至熟透；最后加入适量的盐、胡椒粉、葱花等即可。

汤饮功效
猪手炖菌菇汤具有滋补气血、滋润皮肤、强身健体、改善心脑血管健康、促进消化等多种养生功效。

汤饮食材
猪手500克，菌菇150克。

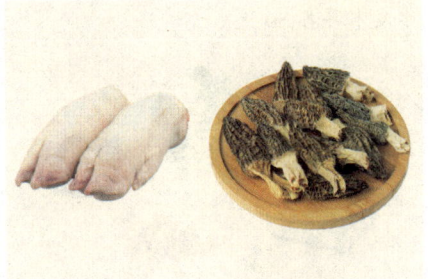

◎ 养生豆腐汤

豆腐炖河虾

使用方法

晾温后食用。

健康叮咛

肾病患者可能需要限制蛋白质的摄入，因此，应根据医生建议适量食用豆腐炖河虾。

制作方法

①将豆腐切成约2厘米见方的块；油菜心、木耳洗干净，撕成小片；小河虾剪去虾须、虾足洗净。

②炒锅内加入植物油烧热，下入姜片、葱片炝香，下入小河虾煸炒至变色，加入蚝油、汤烧开，下入豆腐块略炖。

③下入木耳，加入盐，炖至豆腐入味，下入油菜心炖熟，加入胡椒粉、味精，淋上花椒油，盛入汤碗内即可。

汤饮功效

豆腐营养丰富，含有多种大豆皂苷、黄酮等，有降低血清胆固醇、调节血糖的功效。

汤饮食材

豆腐200克，鲜小河虾、油菜心、水发木耳各50克。

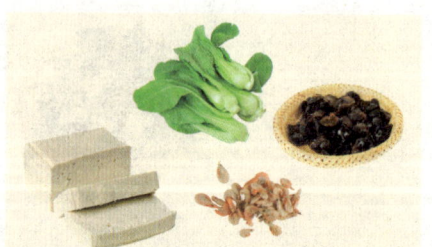

白玉红豆腐汤

使用方法

晾温后食用。

健康叮咛

阳虚体质者通常表现为畏寒肢冷、面色苍白等症状。白玉红豆腐汤整体性质偏凉，可能加重阳虚症状。阳虚者慎食。

制作方法

①将豆腐、猪血豆腐均切成2厘米见方的块；牛肉顶刀切成小片，用适量葱姜汁、料酒拌匀腌渍入味，再用适量湿淀粉拌匀上浆。

②锅内倒油烧热，下入牛肉片炒至变色，加入清汤，放入豆腐、鸡精炖至入味。

③下入猪血豆腐，加入葱姜汁、料酒、盐、味精炖至熟透即可出锅。

汤饮功效

豆腐含有的可溶性纤维素可以显著降低血糖，并可促进抗糖尿病药物的治疗效果。

汤饮食材

豆腐、猪血豆腐各150克，牛肉100克。

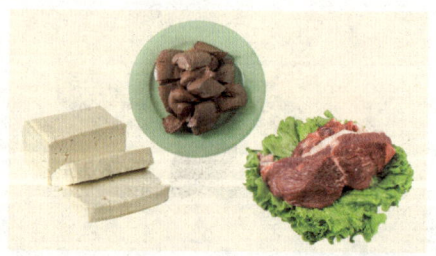

第三章 日常保健汤饮

◎ 补益气血

玉米鱼块汤

使用方法
晾温后食用。

健康叮咛
痛风患者应适量食用，因为鱼类中含有一定量的嘌呤，摄入过多可能加重痛风症状。

制作方法
①玉米穗切长段；黑鱼肉切长条，用调料腌渍入味。
②锅内加入清汤，倒入玉米须烧开，小火煎煮20分钟后，捞出玉米须扔掉。
③加入调料，倒入鱼块和玉米穗，加入调料炖煮，出锅时淋上芝麻油即可。

汤饮功效
此汤具有健脾利水、调中开胃、益气补血、降低血糖等功效，适用于糖尿病患者食用。

汤饮食材
玉米须30克，黑鱼中段350克，嫩玉米穗200克。

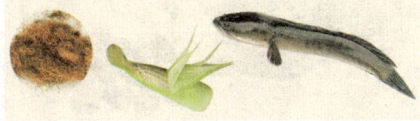

桂圆红枣鹌鹑汤

使用方法
晾温后食用。

健康叮咛
红枣和桂圆含糖量高，糖尿病患者食用后可能影响血糖的控制。

制作方法
①鹌鹑洗净，对半切开；红枣去核，与桂圆肉一起洗净。
②砂锅中加入4杯水，煮沸后投入所有材料及料酒，移入蒸锅中蒸炖1.5小时，加盐调味即成。

汤饮功效
此汤具有健脾开胃、补血安神及消除疲劳、益气补血、健脾开胃等作用，适用于惊悸、食少体倦、头晕等人群食用。

汤饮食材
鹌鹑2只，姜2片，桂圆肉40克，红枣10粒，陈皮1片。

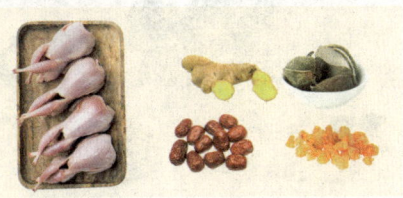

◎ 滋阴壮阳

黄豆墨鱼汤

使用方法
晾温后食用。

健康叮咛
虽然黄豆墨鱼汤营养丰富,但过量食用可能加重胃肠道负担,引起消化不良。

制作方法
①鸡脯肉洗净切块,加入盐、淀粉、料酒拌匀稍腌;黄豆洗净入清水中浸泡1小时;冬笋去老皮洗净切片;墨鱼处理干净后切条,入沸水锅中稍焯,捞出沥水备用。

②锅中加入清水煮沸,下黄豆煮至黄豆将烂,加鸡脯肉块、冬笋片、墨鱼条,改小火煮熟,加入盐、味精、胡椒粉调味即可。

汤饮功效
此汤具有滋阴养血、强身健体、健胃利脾、补肾养血、润肠通便等功效,适用于身体虚弱、气色不好的人群食用。

汤饮食材
墨鱼400克,鸡脯肉90克,黄豆50克,冬笋100克。

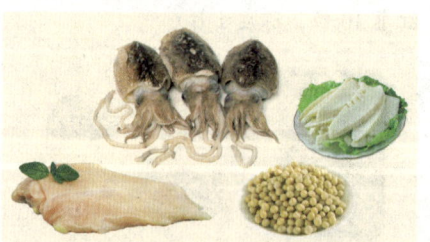

子鸡龙马汤

使用方法
晾温后食用。

健康叮咛
孕妇应避免食用子鸡龙马汤,因为其中的中药材可能对胎儿产生不良影响。

制作方法
①子公鸡去毛,去内脏,处理干净;鲜虾洗净,挑去虾线,取虾仁;海马用清水洗干净;生姜洗干净,刮去姜皮,切片。

②以上所有材料一起放入沙锅内,加入适量清水,小火炖4小时左右,加盐调味即可。

汤饮功效
子鸡龙马汤中的海马、虾仁等中药材具有温补肾阳的功效,对于肾阳虚衰、阳痿、早泄等症状有明显的改善作用。

汤饮食材
海马40克,生姜2片,鲜虾150克,红枣2颗(去核),子公鸡1只(约450克)。

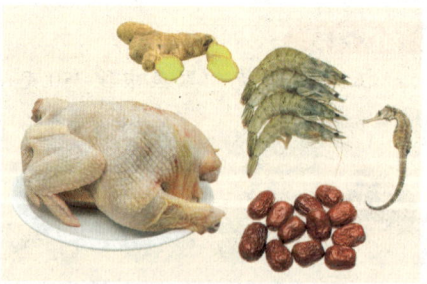

◎ 健脑益智

羊肝菠菜汤

使用方法
晾温后食用。

健康叮咛
由于羊肝含有较高的胆固醇,高血脂患者应少吃或不吃,以免加重病情。

制作方法
①羊肝洗净切片；菠菜洗净,切段；鸡蛋磕入碗中打散。
②锅置火上,倒入适量清水煮沸,分别放入菠菜段、羊肝片焯水,捞出沥水。
③汤锅中倒入清汤,大火煮沸后放入葱花、姜末、羊肝片,煮约10分钟,放入菠菜段稍煮,改小火淋入蛋液,加盐调味即可。

汤饮功效
此汤富含维生素、蛋白质、膳食纤维以及微量元素等多种人体所需的营养物质,适量食用有助于促进智力的发展。

汤饮食材
鲜羊肝250克,菠菜100克,鸡蛋1个。

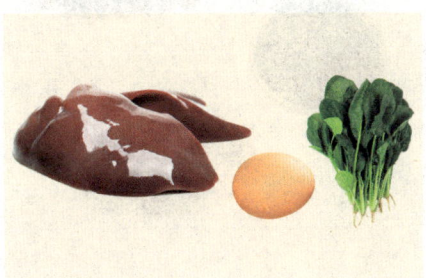

核桃栗子莲藕汤

使用方法
晾温后食用。

健康叮咛
阴虚火旺、鼻出血、咯血等患者以及糖尿病患者应慎食此汤,因为核桃和栗子性温,且含糖量较高。

制作方法
①先将所有材料洗净,莲藕去皮切大块；红枣去核。
②锅中倒入清水,先放入陈皮、红枣,待水煮沸后,再加入所有材料,用大火炖煮约20分钟,转小火,煮约2小时,加盐调味即可。

汤饮功效
此汤具有补血益气、强筋健骨、补肾固肾、增强脑功能的功效,适用于脑力不足、体质较弱或需要滋补的人群。

汤饮食材
莲藕500克,大米200克,核桃仁、栗子肉各100克,陈皮1片、红枣10颗。

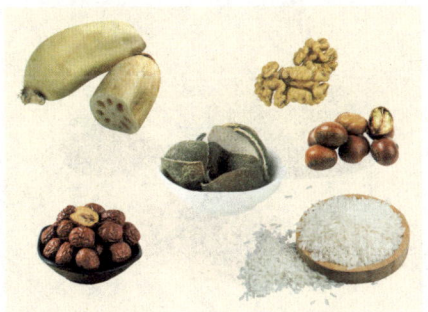

◎ 明目润发

银杞鸡肝汤

使用方法

晾温后食用。

健康叮咛

鸡肝作为动物肝脏，含有较高的胆固醇和脂肪，高胆固醇血症、肝病、高血压患者慎食。

制作方法

①将鸡肝洗净、切块，加料酒、水淀粉、生抽抓匀腌渍；银耳洗净去蒂，用温水泡软，撕朵；枸杞子洗净。

②砂锅中倒入高汤、银耳、枸杞子，大火烧沸后改小火煮，下入鸡肝，快速打散，加盐、味精和白胡椒粉，淋香油即可。

汤饮功效

此汤具有补肝益肾、润肺生津、明目美颜、增强体质等功效，适用于视物模糊、两眼昏花、面色憔悴、须发早白的人群。

汤饮食材

银耳、枸杞子各20克，鲜鸡肝200克。

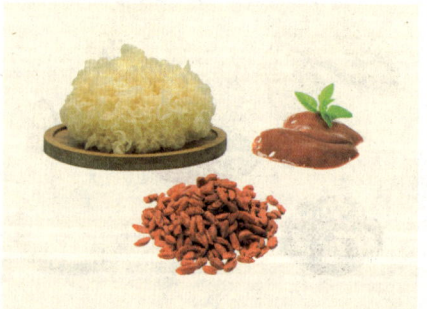

黑芝麻核桃肉汤

使用方法

晾温后食用。

健康叮咛

黑芝麻和核桃都富含油脂和蛋白质，过量食用可能会对脾胃造成一定的刺激，导致腹泻、腹痛等症状。

制作方法

①将黑芝麻、核桃仁、甜杏仁均洗净，沥水，用小火炒至熟香变脆后研成细末。

②取芝麻核桃杏仁粉，加入适量冰糖，用大火煮沸即可。

汤饮功效

此汤具有美发养发、补肾益脑、补气养血、润肠通便等功效，适用于头发干枯或毛糙、皮肤干燥等人群。

汤饮食材

黑芝麻、核桃仁各40克，甜杏仁10克。

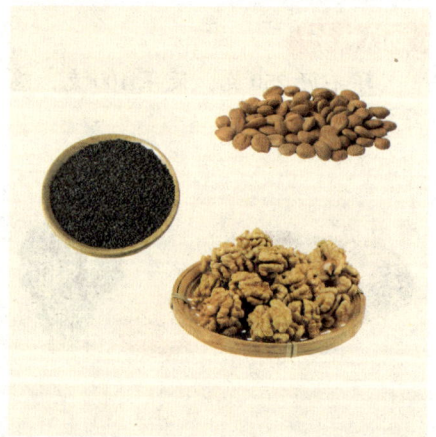

◎ 润肠排毒

槐花猪肠汤

使用方法
晾温后食用。

健康叮咛
消化系统不好的人,尤其是中老年人,不宜过量食用槐花猪肠汤,以免加重消化负担。

制作方法
①将猪大肠处理干净;槐花洗净;将槐花装入猪大肠内,扎紧大肠两头;猪瘦肉洗净,切块;蜜枣洗净。

②把装有槐花的猪大肠与猪瘦肉块、蜜枣一起放入煲锅内,加适量清水,大火煮沸,然后转小火煲2～3小时,加盐、酱油调味即可。

汤饮功效
此汤具有益阴润燥、清肠解毒、滋补身体的功效,适用于需要清肠解毒的人群。

汤饮食材
猪大肠250克,槐花50克,猪瘦肉100克,蜜枣20克。

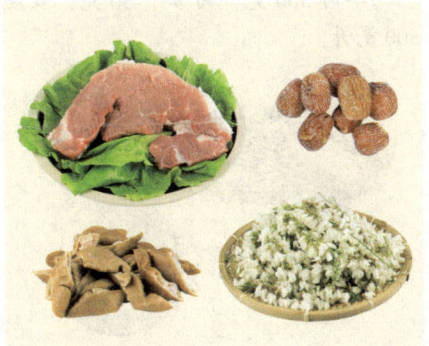

麻仁当归猪蹄汤

使用方法
晾温后食用。

健康叮咛
当归具有活血作用,孕妇慎食。

制作方法
①将猪蹄去毛和甲,洗净,切块;火麻仁、当归、蜜枣分别洗净。

②把猪蹄、火麻仁、当归、蜜枣放入汤锅内,加适量清水,大火煮沸后,转小火煲2小时,加盐调味即可。

汤饮功效
此汤具有养血润燥、润肠通便、健脾滋润功效,适用于便秘、食欲不振等人群。

汤饮食材
猪蹄400克,火麻仁50克,当归8克,蜜枣15克。

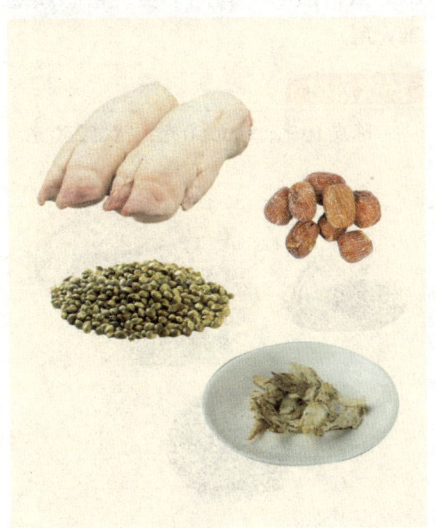

◎ 开胃消食

绿豆陈皮排骨汤

使用方法

晾温后食用。

健康叮咛

由于绿豆和陈皮都属于凉性食材,体质虚寒者(如畏寒肢冷、面色苍白、大便稀溏等)应谨慎食用。

制作方法

①绿豆除去杂物和坏豆子,清洗干净,备用。

②猪排洗净斩块,汆水;陈皮浸软,刮去瓤,洗净。

③锅中加适量水,放入陈皮先煲开;再将猪排、绿豆放入煮10分钟,改小火再煲3小时;最后加入适量盐、生抽调味即可。

汤饮功效

此汤具有开胃消食、降压、降脂的功效,适用于消化不良、暑热烦渴等人群。

汤饮食材

陈皮10克,绿豆60克,猪排250克。

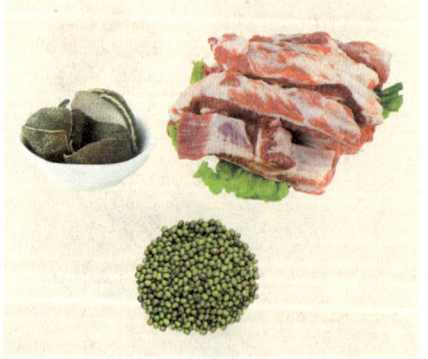

羊肉萝卜汤

使用方法

晾温后食用。

健康叮咛

肠炎患者肠道功能较弱的人群,食用羊肉萝卜汤可能会增加肠道负担,不利于病情恢复。

制作方法

①羊肉清洗干净,切成小块;白萝卜洗净去皮,切滚刀块。

②将切好的羊肉放入沸水中煮5分钟后,撇去血沫,将鱼汤、盐、料酒、葱段、姜片放入锅中,用大火煮沸后改小火炖1小时。

③将切好的白萝卜块放入锅中再炖30分钟,炖至羊肉熟烂,加入白胡椒粉调味,再撒上香菜叶即可。

汤饮功效

此汤具有补气养血、暖宫驱寒、改善消化等功效,适用于便秘、贫血、宫寒等人群。

汤饮食材

羊肉300克,白萝卜50克,鱼汤500毫升。

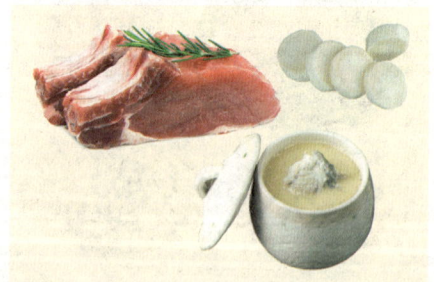

◎ 清热润肺

南瓜绿豆汤

使用方法
晾温后食用。

健康叮咛
由于南瓜绿豆汤中的绿豆性凉，体质虚弱或脾胃虚寒者慎食。

制作方法
①南瓜洗净，去皮、瓤，切厚片；山药洗净去皮，切片；绿豆、薏米分别洗净，入清水中浸泡约30分钟。
②锅置火上，倒入清汤大火煮沸，放入绿豆、薏米、南瓜片、山药片，先用大火煮沸，再转小火慢炖至绿豆开花。
③加盐、味精调味即可。

汤饮功效
此汤具有清热解暑、美容养颜、抗菌抗病毒、清热润肺等功效，有助于增强体质及抵抗力，间接发挥抗菌作用。

汤饮食材
南瓜450克，绿豆200克，山药50克，薏米30克。

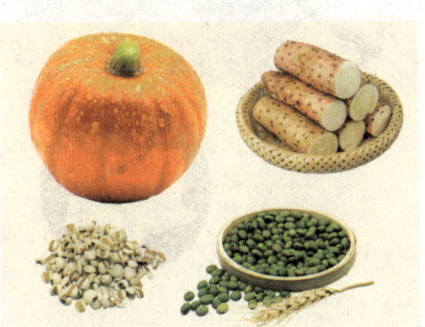

苹果雪梨银耳汤

使用方法
晾温后食用。

健康叮咛
银耳和雪梨均属于凉性食物，经期女性适量食用。

制作方法
①先将所有材料洗净，荸荠削去外皮，银耳预先浸泡在水中备用。
②锅中放入适量清水，先放入陈皮，待水煮沸后，再放入其余所有材料，以大火炖煮约20分钟后，再转为小火，继续煮约2小时即可。

汤饮功效
此汤具有润肺养颜、促进排便、抗菌等功效，有助于增强人体免疫力，预防感冒；银耳则具有养肺润燥、滋阴化痰的功效，可以缓解干咳、咳痰少的症状。

汤饮食材
雪梨、苹果各2个，银耳20克，枸杞子10粒，荸荠5个，陈皮1片。

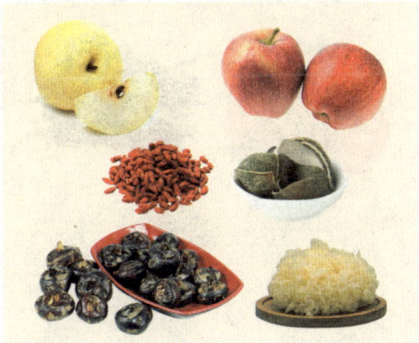

◎ 减肥瘦身

紫菜西红柿鸡蛋汤

使用方法

晾温后食用。

健康叮咛

西红柿和紫菜均属于寒性食物，脾胃虚寒者适量食用。

制作方法

①西红柿洗净，去蒂，切成片状；紫菜浸泡15分钟，洗净。

②鸡蛋去壳，搅成蛋液备用。

③将清水800毫升放入锅内，煮沸后加入花生油、西红柿、紫菜；煲滚10分钟后，倒入蛋液，略搅拌，再依据个人口味加盐调味即成。

汤饮功效

此汤有清热解毒、凉血平肝的功效，为减肥瘦身、美容润肺的常用食疗汤膳。

汤饮食材

西红柿200克，紫菜15克，鸡蛋2个。

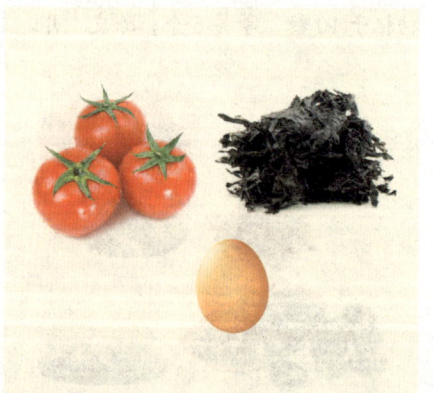

羊肉片熬冬瓜汤

使用方法

晾温后食用。

健康叮咛

羊肉属于高嘌呤食物，高尿酸血症及痛风患者适量食用。

制作方法

①羊肉洗净，切成片；冬瓜去皮、瓤，洗净，切成薄片。

②羊肉片中加盐、味精、葱末、姜末拌匀，腌渍5分钟。

③汤锅中倒入植物油烧热，放入冬瓜片略炒，加适量的清水，加盖煮沸，加入腌渍好的羊肉片，待肉片煮熟，淋上香油即可。

汤饮功效

此汤具有增强身体的抵抗力、利尿消肿等功效，适应于正在减肥健身的人群。

汤饮食材

羊肉100克，冬瓜300克。

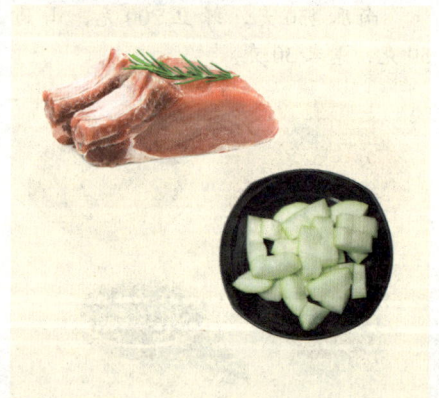

海米冬瓜汤

使用方法

晾温后食用。

健康叮咛

冬瓜有助于减肥和调节心血管健康，但过量食用海米冬瓜汤可能加重胃肠道负担，因此，肠胃功能较弱的人群在食用时应适量控制。

制作方法

①锅中倒入少许植物油，油热后放入葱、姜爆香。倒入冬瓜片，翻炒几下。

②加入适量的清水（或高汤），倒入泡好的海米。

③大火煮开后转小火炖制，直到冬瓜变得透明软烂，汤汁浓稠。调入适量的精盐，撒上香菜碎，即可出锅。

汤饮功效

冬瓜中的某些成分有助于促进体内淀粉和糖的转化，减少脂肪的堆积，适合肥胖者食用。

汤饮食材

冬瓜500克，海米100克。

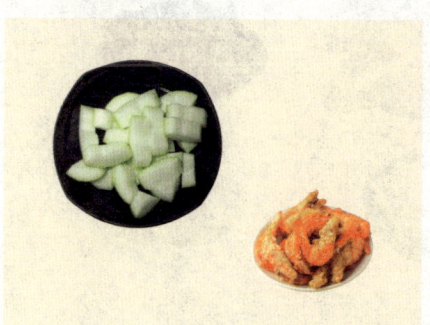

西红柿娃娃菜汤

使用方法

晾温后食用。

健康叮咛

娃娃菜含有丰富的纤维，多吃会加快肠胃蠕动，可能加重拉肚子或消化不良的症状。因此，肠胃功能较弱的人群应谨慎食用。

制作方法

①娃娃菜、西红柿洗净，切成适当大小；大葱切段，姜切片备用。

②在锅中加热食用油，放入大葱段和姜片炒香后，加入切好的西红柿块翻炒，直到西红柿出汁，然后加入清水煮沸。

③将切好的娃娃菜放入锅中，继续煮3~5分钟，直到娃娃菜变软且熟透。最后根据个人口味加入适量的盐和鸡精调味，搅拌均匀后出锅即可。

汤饮功效

西红柿和娃娃菜都含有丰富的膳食纤维，有助于促进肠道蠕动，帮助消化，有助于健康瘦身。

汤饮食材

娃娃菜500克，西红柿2个。

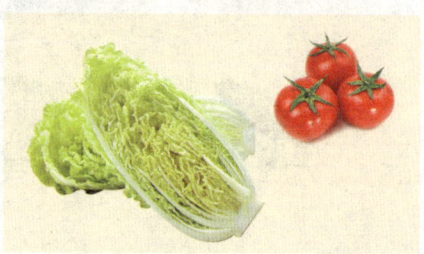

◎ 养颜润肤

西洋参鸡片汤

使用方法
晾温后食用。

健康叮咛
大病初愈的人群体质较为虚弱，脏腑功能尚未恢复完全，不适宜立马进补此汤。

制作方法
①鸡肉处理干净，切成片，焯水，捞出；西洋参洗净，切碎。

②冬笋去硬皮，与黄瓜均洗净，切成薄片；黑木耳、粉丝均用水泡软、洗净，黑木耳撕小朵。

③锅中加入植物油烧热，放入葱丝、姜丝、鸡片大火煸炒后，加入适量清水及西洋参。

④煮至水量减半时，放入粉丝、料酒、盐，加冬笋片、黄瓜片、黑木耳，继续煮至冬笋片、黑木耳熟，加胡椒粉拌匀即可。

汤饮功效
此汤具有清热生津、增强免疫力、延缓衰老、抗疲劳与改善睡眠等功效，适用于咽喉干燥、身体乏力、美容养生等人群。

汤饮食材
鸡肉300克，西洋参5克，鲜冬笋50克，黄瓜150克，黑木耳8克，粉丝15克。

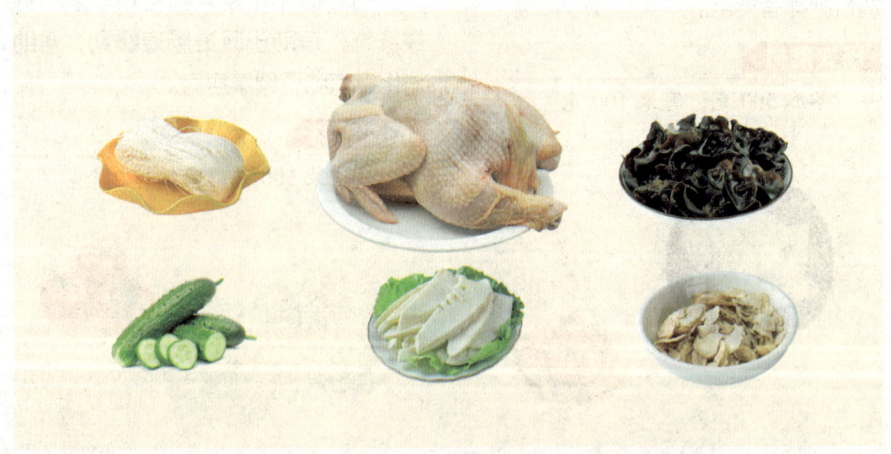

第四章　亚健康人群调理汤饮

◎ 抑郁状态

牡蛎平菇汤

使用方法
晾温后食用。

健康叮咛
牡蛎的营养价值很高，但性质偏寒，对于体质虚弱或脾胃虚寒者来说要适量食用。

制作方法
①干紫菜去杂质，浸泡，洗净；平菇洗净，切段，备用；牡蛎肉洗净，锅内烧水，水开后放入牡蛎肉汆烫，捞出沥干，备用。

②将牡蛎肉、紫菜及姜片一起放入锅内，加入适量清水，大火烧沸后放入平菇段再煮15分钟。煮至所有食材熟软，加香油、盐、味精调味即可。

汤饮功效
牡蛎有安神之功效，适用于心神不宁、惊悸、怔忡、失眠等人群。

汤饮食材
牡蛎肉200克，鲜平菇200克，干紫菜20克。

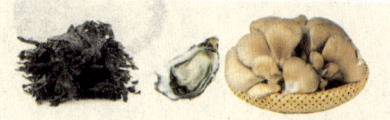

苹果红枣炖子鸡汤

使用方法
晾温后食用。

健康叮咛
鸡汤嘌呤含量高，尿酸高者食用时要适量。

制作方法
①苹果去皮，切块；姜去皮，切片；将鸡肉块放入沸水中汆烫，去除血水，再捞起洗净，备用。

②取一锅，锅内倒入水，放入姜片、鸡肉块、苹果片和红枣，再加入调味料拌匀，煮沸后以小火炖约1小时即可。

汤饮功效
苹果中含有微量元素锌，能缓解精神抑郁，适用于精神紧张、失眠多梦等人群。

汤饮食材
鸡肉块150克，苹果1个，姜10克，红枣4颗。

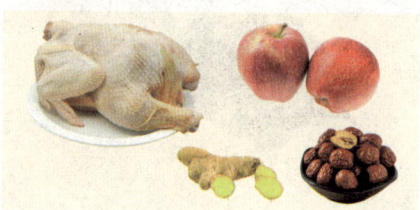

◎ 健忘

甲鱼汤

使用方法
晾温后食用。

健康叮咛
此汤虽然营养丰富，但心脏不好的人群宜适量食用，避免过量增加心脏负担。

制作方法
①先将甲鱼杀死，用80℃左右的热水烫一下，用刀剖去外部的皮衣，然后将一层黑皮刮去，将肚皮剪开，去内脏，洗净。

②取锅加水将甲鱼煮烂，用漏勺捞出凉透，拆去甲鱼骨，切碎，用鸡蛋、酱油、黄酒煨，加汤2碗，收至1碗起锅，用葱末、胡椒末、姜末掺之即可。

汤饮功效
此汤具有滋阴生精作用。适用于阴虚火旺之遗精，症见虚烦少寐、失眠健忘、五心烦热、心悸神疲、盗汗、腰酸肢软、舌红少苔、脉细而数等症。

汤饮食材
甲鱼1只(约500克)，鸡蛋1~2个。

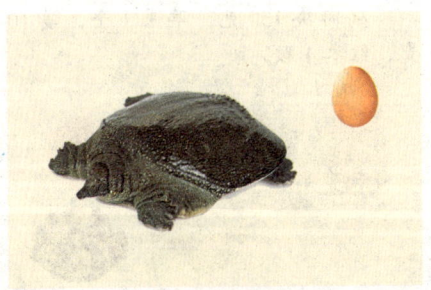

鹿角胶木耳汤

使用方法
晾温后食用。

健康叮咛
此汤孕妇禁服，因为鹿角胶是一种药材，如果孕妇盲目食用鹿角胶，可能会导致胎儿发育不良。

制作方法
①将白木耳用温水泡发，除去杂质，洗净，放砂锅内，加水适量，用慢火煎熬。

②待白木耳熟透时，加入鹿角胶和冰糖，使之烊化和匀，熬透即可。可分次或1次食用。

汤饮功效
此汤具有补肾填精，滋补精血。适用于肾精虚衰之遗精、阳痿，伴有失眠多梦、健忘耳鸣、倦怠等症。

汤饮食材
鹿角胶7.5克，白木耳30克，冰糖15克。

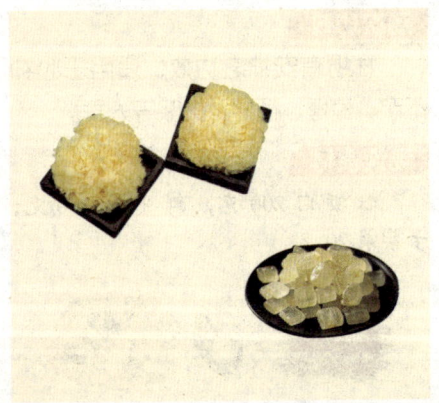

◎ 失眠

熟地百合鸡蛋汤

使用方法

晾温后食用。

健康叮咛

熟地性温和，过量可能会加重体内实热或湿热症状。

制作方法

①熟地黄、百合洗净；鸡蛋煮熟去壳，用碗装。

②锅置火上，将熟地黄、百合、鸡蛋一起放入锅内，加适量的水煮15分钟。最后调入蜂蜜即可。

汤饮功效

此汤具有养阴润肺、清心安神的作用，适用于阴虚久咳、虚烦惊悸、失眠多梦等人群。

汤饮食材

百合、熟地黄各50克，鸡蛋2个，蜂蜜适量。

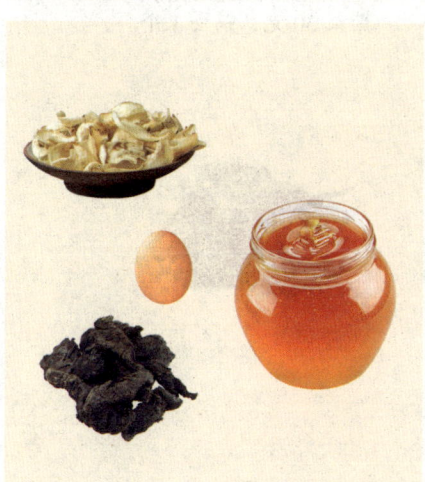

莲子茯神猪心汤

使用方法

晾温后食用。

健康叮咛

猪心中含有一定量的胆固醇，高胆固醇血症患者要适量食用。

制作方法

①猪心入开水汆烫去除血水，捞出，再放入清水中清洗干净。

②莲子、茯神洗净后入锅，加4碗水熬汤，以大火煮开后转小火煮30分钟。

③猪心切片，放入锅中，煮至熟；再加葱段、盐稍煮片刻即可食用。

汤饮功效

此汤具有补血养心、安神助眠的功效，对改善心悸、失眠多梦等症有很好的疗效。

汤饮食材

猪心1个，莲子200克，茯神25克。

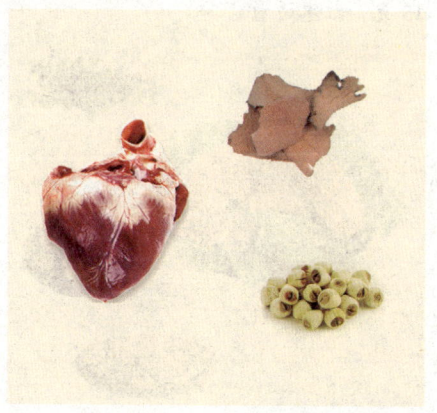

◎ 牙痛

石斛麦冬瘦肉汤

使用方法

晾温后食用。

健康叮咛

石斛性微寒，脾胃虚寒者要适量食用。

制作方法

①姜去皮，用清水洗净，切片；红枣去核，洗净。

②猪瘦肉洗净，切条，放入加有姜片的沸水中汆烫，去尽血水后捞出，冲净；石斛、麦冬洗净，备用。

③将猪瘦肉条、石斛、麦冬、红枣一起放入砂锅中，加入适量清水，用大火煲沸后改用小火煲2小时，最后加盐调味即可。

汤饮功效

麦冬有润肺清心的功效，对于胃火、牙痛有缓解作用。

汤饮食材

猪瘦肉60克，石斛10克，麦冬15克，红枣适量。

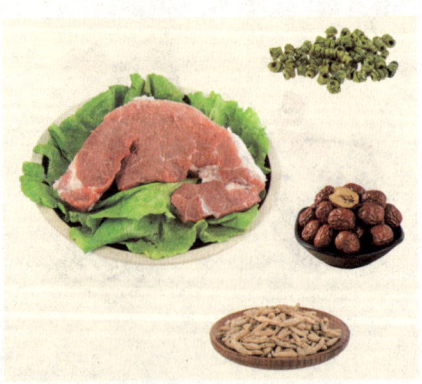

紫菜鸭蛋汤

使用方法

晾温后食用。

健康叮咛

紫菜中富含碘元素，甲状腺功能亢进患者慎食。

制作方法

①将紫菜放入温水中泡发，漂洗干净。

②在砂锅中加适量清水，把紫菜放进去，熬煮10分钟后放入姜丝，并用盐调味。

③将鸭蛋打入碗中，搅散后淋入锅中，用大火煮至沸腾，最后加适量香油即可出锅。

汤饮功效

鸭蛋所含的矿物质，有益于牙齿与骨骼的发育。

汤饮食材

紫菜30克，鸭蛋1个。

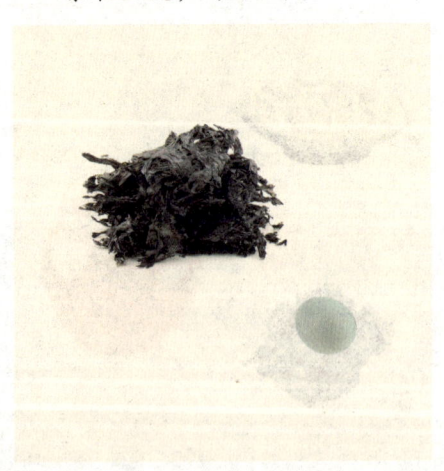

◎ 鼻出血

绿豆银耳红枣汤

使用方法
晾温后食用。

健康叮咛
银耳性寒，脾胃虚寒者不宜多食。

制作方法
①绿豆洗净，提前浸泡2小时；银耳用冷水泡发，去蒂撕成小朵，红枣洗净备用。

②在锅中加入足够量的水，放入绿豆和红枣，大火煮开后转小火慢炖30分钟。

③加入银耳，继续小火炖煮20分钟，直至绿豆开花，银耳软糯。

④根据个人口味加入适量冰糖，搅拌至完全溶解，即可关火出锅。

汤饮功效
绿豆具有清热解毒、凉血止血的作用，银耳富含胶质，能滋阴润肺，红枣则能补中益气、养血安神，三者结合有助于治疗鼻出血，尤其适合因血热或肺热引起的鼻出血症状。

汤饮食材
绿豆50克，银耳30克（干），红枣10颗。

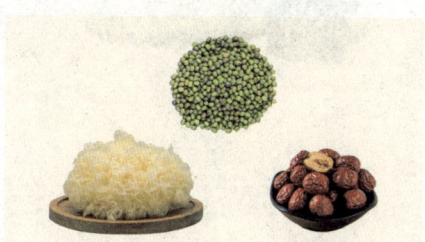

排骨莲藕汤

使用方法
晾温后食用。

健康叮咛
莲藕性寒，体质虚寒者及孕妇应适量食用。

制作方法
①排骨洗净斩块，用开水焯水去血沫，捞出备用；莲藕去皮切块，生姜切片。

②锅中加足量清水，放入排骨和生姜片，大火烧开后撇去浮沫，转小火慢炖1小时。

③加入莲藕块，继续小火炖煮30分钟至莲藕熟软，排骨肉质酥烂。

④根据个人口味加入适量盐调味，搅拌均匀后即可关火出锅，撒上葱花增香更佳。

汤饮功效
排骨富含钙质和胶原蛋白，有助于骨骼健康；莲藕则含有丰富的膳食纤维和多种维生素，能促进肠胃蠕动，清热凉血。此汤品具有滋补养生、清热润燥的功效，对缓解因燥热引起的鼻衄（鼻出血）也有一定辅助作用。

汤饮食材
排骨500克，莲藕2节，生姜适量。

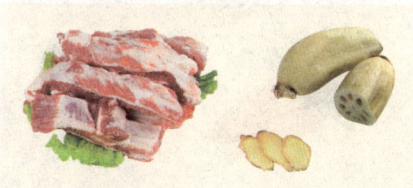

◎ 口腔溃疡

虾米白菜汤

使用方法

晾温后食用。

健康叮咛

虾米中含有一定的嘌呤，痛风患者要适量食用。

制作方法

①白菜片入油锅中滑炒，捞出，控油；香菇、胡萝卜洗净，均切片；虾米泡洗干净。

②油锅烧热，放入葱段、姜片炒香，再加入剩余材料及清水烧沸，并调入盐、酱油、花椒粉、鸡精烧熟入味，用水淀粉勾芡，淋入香油即可。

汤饮功效

此汤中含有维生素C，经常食用可改善口腔溃疡。

汤饮食材

白菜片200克，虾米、水发香菇、胡萝卜、枸杞子各少许。

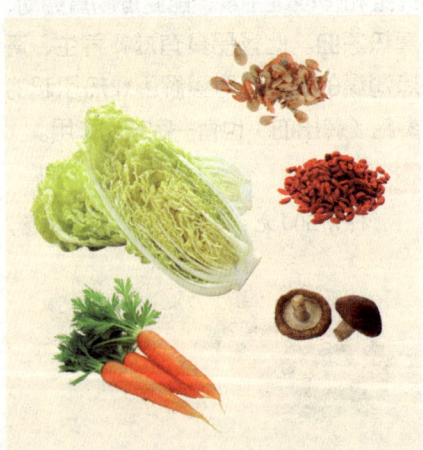

苦瓜鸡蛋汤

使用方法

晾温后食用。

健康叮咛

苦瓜性寒，痛经和脾胃虚寒者适量食用。

制作方法

①鸡蛋打散备用。

②净锅置火上，放入高汤、葱段、苦瓜条，煮沸后，加入鸡蛋液，最后加胡椒粉、盐、味精调味即可。

汤饮功效

苦瓜、蛋白有修复肌肤细胞的作用，适用于口腔溃疡患者。

汤饮食材

苦瓜条200克，鸡蛋2个。

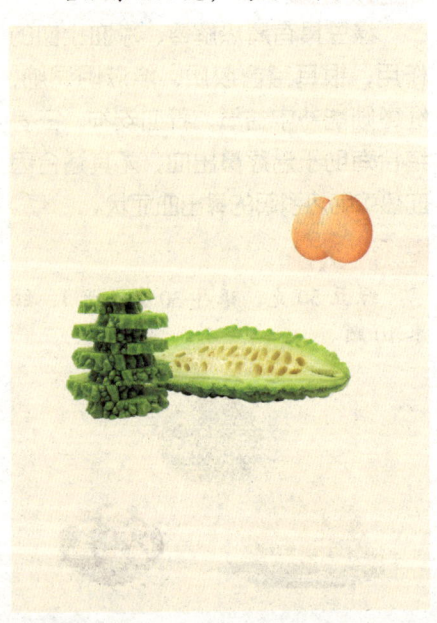

◎ 腹泻

金蒜苋菜汤

使用方法
晾温后食用。

健康叮咛
苋菜性凉，对于脾胃虚寒的人群来说容易导致腹泻、腹痛等消化不良问题，因此，脾胃虚寒者应适量食用。

制作方法
①苋菜洗净，切成小段；蒜去皮，洗净；枸杞子洗净，备用。
②油锅烧热，放入蒜瓣，以小火煎黄。
③在煎蒜的锅中加入1000毫升清水，烧开后加入苋菜段，待汤再次煮沸，撒上枸杞子，加盐、鸡精调味即可。

汤饮功效
常食大蒜可预防肠炎、腹泻，但一次不可吃太多。

汤饮食材
蒜20克，苋菜450克，枸杞子少许。

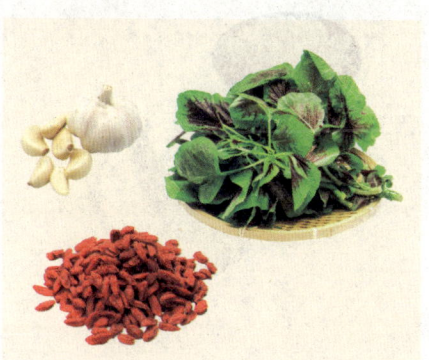

芡实莲子薏苡仁汤

使用方法
晾温后食用。

健康叮咛
便秘患者本身排便就存在困难，若再服用具有收敛作用的此汤，可能会加重便秘症状，不利于病情的恢复。

制作方法
①将猪小肠处理干净，放入沸水中氽烫，然后捞出，剪成小段，备用。
②将药材洗净，与备好的小肠一起放入锅中，加水没过所有材料。
③用中火炖煮2小时左右，小肠熟烂后加入盐调味即可。

汤饮功效
芡实具有补中益气、滋养强身、固肾涩精、健脾止泻的功效，与山药搭配食用，能够起到非常好的止泻、强身健体的食疗作用。本品能温补脾阳、固肾止泻，适合慢性小儿腹泻患者食用。

汤饮食材
芡实100克，山药50克，莲子100克，猪小肠500克，薏苡仁100克，肉豆蔻10克，茯苓50克。

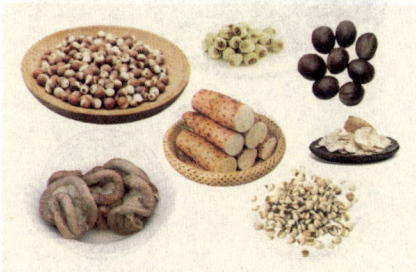

◎ 便秘

什锦海鲜汤

使用方法

晾温后食用。

健康叮咛

海鲜中含有高脂肪、高胆固醇等，患有高脂血症、高胆固醇血症等慢性病的人群要适量食用。

制作方法

①干贝蒸熟剥丝；黑木耳切丝；嫩姜切丝；芹菜切末。

②锅中加水烧开，放竹笋丝和姜丝煮开，再加入除芹菜末外的其他材料和醪糟，煮开，加盐拌匀。

③用水淀粉勾芡，撒芹菜末和香油即可。

汤饮功效

竹笋可以增加肠道水分的潴留量，从而缓解便秘，适用于长期便秘的人群。

汤饮食材

虾仁100克，竹笋丝50克，干贝12颗，嫩姜4片，芹菜、黑木耳各少许。

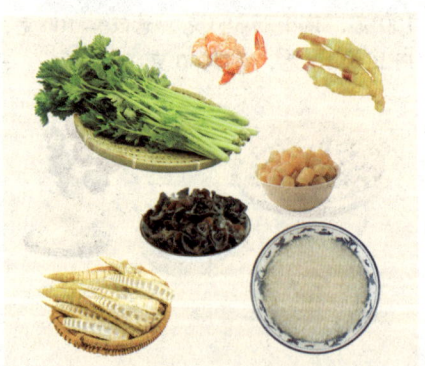

香蕉甜汤

使用方法

晾温后食用。

健康叮咛

香蕉甜汤中含有较高的糖分，因此，糖尿病患者要适量食用。

制作方法

①香蕉去皮，切段。

②将香蕉放入煲中。

③加入适量冰糖和水，隔水蒸熟即可。

汤饮功效

香蕉具有清热通便、抗感染、抗癌、强身健体、除烦解郁、润滑肌肤的功效。此汤具有清热解毒、润肠通便、养阴润燥的功效，适合习惯性便秘、痔疮患者食用。

汤饮食材

香蕉2根，冰糖适量。

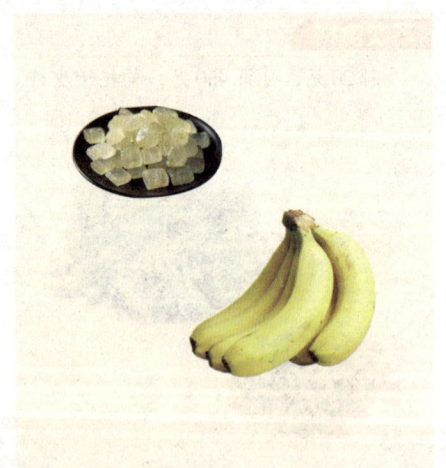

第五章　不同工作人群补养汤饮

◎ 电脑族

猪肝明目汤

使用方法
晾温后食用。

健康叮咛
对于患有高血压、冠心病、肥胖症的人群来说，此汤应该忌食。

制作方法
①平菇洗净，掰成小块；猪肝洗净，切成片，加入水淀粉抓匀，稍腌渍，然后用清水冲洗干净，备用。
②锅置火上，加水烧开，放入平菇块、猪肝片，煮至变色，加适量盐调味。
③鸡蛋打入碗中，打散，然后均匀地倒入锅中，关火，撒入葱末即可。

汤饮功效
此汤可以保护视力，防止眼睛干涩、疲劳，适用于长期使用电脑的人群。

汤饮食材
平菇50克，猪肝300克，鸡蛋2个。

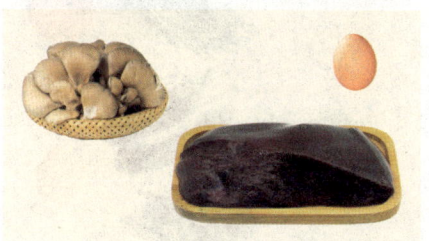

芦笋鲤鱼汤

使用方法
晾温后食用。

健康叮咛
此汤含有较高嘌呤，痛风患者要适量食用。

制作方法
①鲤鱼清理干净，鱼身划花刀；芦笋洗净，切片；眉豆洗净；西瓜皮洗净，去表皮及余瓤，切块。
②锅中放入芦笋片、鲤鱼、西瓜皮块、眉豆、去核红枣、姜片，加适量水，大火煮沸后改小火煲2小时即可。

汤饮功效
此汤有补脾健胃、利水消肿的功效，适用于久坐电脑前人群。

汤饮食材
鲤鱼300克，西瓜皮、芦笋各150克，眉豆60克，去核红枣、姜片各适量。

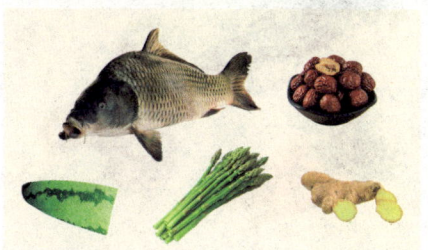

◎ 久坐族

蔬菜浓汤

使用方法
晾温后食用。

健康叮咛
伴有腹泻症状的人群要适量食用。

制作方法
①蔬菜洗净，切成小块。
②锅烧热后倒入所有蔬菜和大蒜炒软，加入高汤炖煮。
③待煮至材料较烂时关火，晾凉，倒进搅拌机，将食物打碎。
④将打碎的材料倒入锅中，加鲜奶油煮沸，加盐、胡椒粉调味即可。

汤饮功效
芹菜是高纤维食物，常饮此汤可促进肠道蠕动，防治便秘，非常适合久坐族。

汤饮食材
芹菜、西红柿、胡萝卜、洋葱适量，大蒜1瓣。

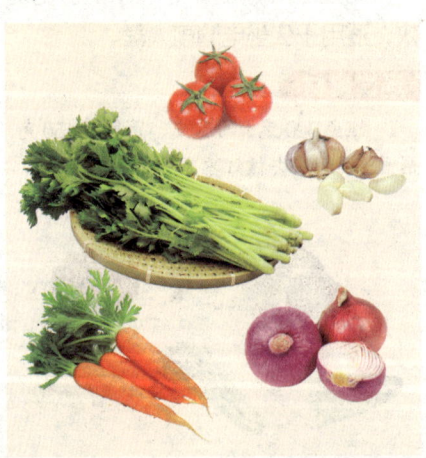

茄子汤

使用方法
晾温后食用。

健康叮咛
茄子性凉，脾胃虚寒者要适量食用。

制作方法
①茄子切成小块，撒一层面粉，倒入锅中小火翻炒至金黄。
②四季豆和姜丝，翻炒后盛出。
③红辣椒切细丝，搅适量面糊。
④荆芥洗好备用。
⑤锅中水开后把面糊倒入锅中盖上锅盖，四季豆、茄子块和韭菜倒入锅中，再把番茄放入，打一个鸡蛋，起锅前把荆芥放入搅拌一下即可。

汤饮功效
久坐者很容易便秘，常吃茄子对大便干燥者有益。

汤饮食材
茄子1个半，面粉、四季豆、荆芥各适量，小红辣椒2个，西红柿1个，韭菜50克，鸡蛋1个。

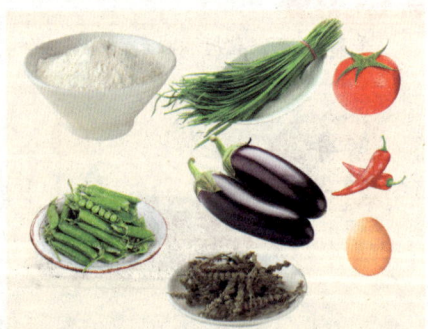

◎ 应酬族

豌豆解毒汤

使用方法
晾温后食用。

健康叮咛
此汤中含有较多的粗纤维，脾胃虚弱者要适量食用。

制作方法
豌豆苗洗净，沥水，放碗内；将食油倒入锅内，烧热，加水、味精、盐，至水滚沸时将汤倒入盛有豌豆苗的大碗内。

汤饮功效
此汤具有良好的醒酒效果，它可以帮助加速酒精在体内的分解和代谢，从而减轻酒后不适。

汤饮食材
豌豆苗100克。

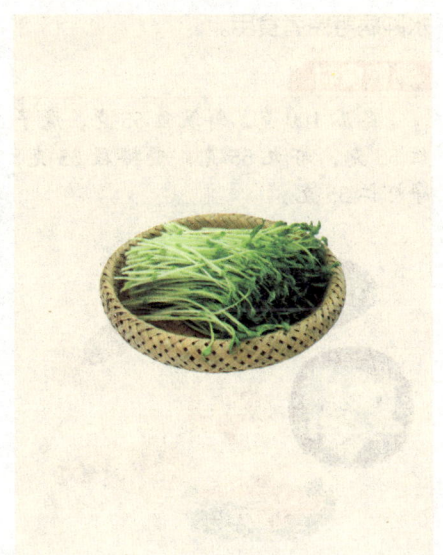

三丝豆腐汤

使用方法
晾温后食用。

健康叮咛
豆腐中含有较高的嘌呤，痛风患者要适量食用。

制作方法
①豆腐洗净，切条；猪肉洗净，切丝；胡萝卜、竹笋去皮，洗净，切丝；香菇洗净，切丝。
②油锅烧热，放入香菇丝和猪肉丝炒香，捞出。
③取汤锅倒入高汤煮沸，放入猪肉丝、香菇丝、豆腐条煮出香味，加盐、味精等调料煮匀并用水淀粉勾芡，再放入胡萝卜丝和竹笋丝稍煮，最后加入醋即可装碗。

汤饮功效
豆腐富含营养，具有解酒保肝、健脾和胃的作用，是解酒的不错之选。

汤饮食材
豆腐100克，竹笋100克，猪肉100克，香菇1朵，胡萝卜15克。

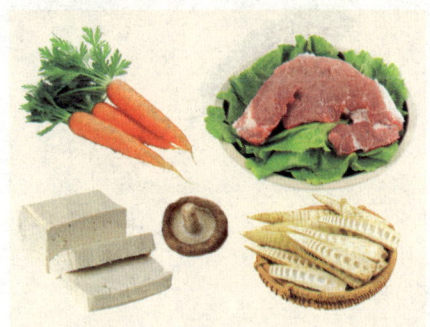

◎ 久站族

苦瓜豆腐汤

使用方法
晾温后食用。

健康叮咛
苦瓜性凉，脾胃虚寒者要适量食用。

制作方法
①苦瓜洗净，沥干水分后切成片；豆腐切小块。
②油锅烧热，把苦瓜片放进去迅速翻炒，然后加适量开水，并放入豆腐块。
③用大火将汤煮沸，然后改用小火煮10分钟左右，用料酒、酱油、盐调味，最后用淀粉勾芡，出锅时撒上味精、香油即可。

汤饮功效
苦瓜中的奎宁有利尿活血、消炎退热、清心明目的功效。

汤饮食材
苦瓜300克，豆腐200克。

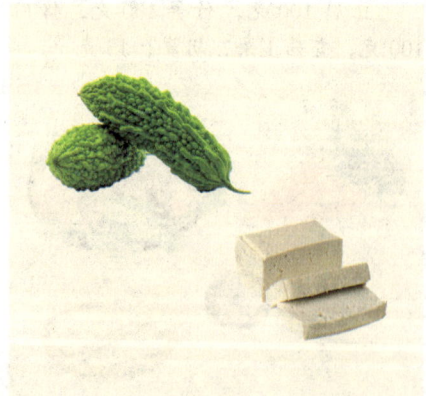

海鲜冬瓜汤

使用方法
晾温后食用。

健康叮咛
冬瓜和海鲜性凉，脾胃虚寒者要适量食用。

制作方法
①冬瓜洗净，切片；鲜鱿鱼切片；魔芋洗净，切丝。
②锅置火上，加入适量清水煮沸，分别放入冬瓜片、鱿鱼片、虾丸、蟹棒段、虾仁略煮后捞出，冲洗干净，沥干，备用。
③净锅倒入高汤，再放入冬瓜片、鱿鱼片、魔芋丝、虾丸、蟹棒段、虾仁煮熟，最后加盐调味即可。

汤饮功效
冬瓜中钠含量低，适宜肾脏病、水肿病等患者食用。

汤饮食材
冬瓜100克，鲜鱿鱼55克，魔芋丝55克，虾丸55克，蟹棒段35克，净虾仁35克。

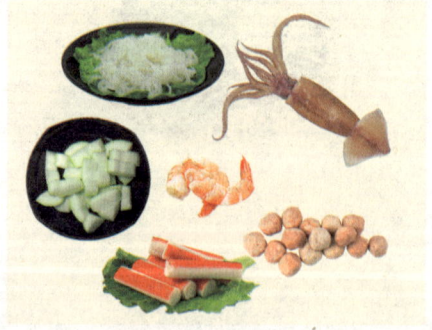

◎ 体力劳动者

萝卜羊肉汤

使用方法
晾温后食用。

健康叮咛
此汤嘌呤含量较高，高尿酸和痛风患者要适量食用。

制作方法
①羊肉洗净，切成小块；白萝卜洗净，切成小块；香菜洗净，切段；备好其他食材。
②羊肉块放入沸水中汆烫，捞出沥干。
③将炖锅中加适量水，放入姜片、白萝卜块、盐，大火烧开，放入羊肉块，改小火煮至羊肉块熟烂，加入香菜段、胡椒粉、醋搅匀即可。

汤饮功效
羊肉营养丰富，对营养不良及虚寒病症者均大有裨益。

汤饮食材
羊肉300克，白萝卜200克，姜片、香菜各适量。

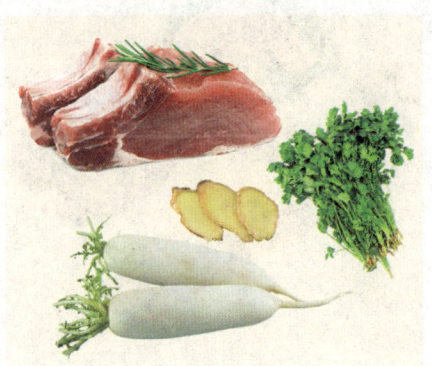

乳鸽汤

使用方法
晾温后食用。

健康叮咛
此汤较为滋补且油腻，体质偏热者要适量食用。

制作方法
①乳鸽洗净，放入沸水中煮35分钟左右，捞出，冲洗干净，沥干；银耳入清水中泡发，去蒂洗净，撕成小朵。
②锅置火上，加入适量清水，放入乳鸽、银耳、姜片，先以大火烧开，再转小火煮35分钟左右，煮至鸽肉熟烂，然后加盐煮至入味，最后撒上芹菜叶即可。

汤饮功效
乳鸽具有补中益气、强筋健骨等功效，适用于体力劳动者的体力恢复。

汤饮食材
乳鸽1只，银耳20克，芹菜叶、姜片适量。

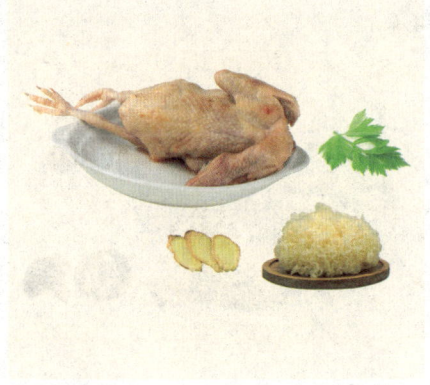

◎ 脑力劳动者

栗香土鸡肉汤

使用方法
晾温后食用。

健康叮咛
感冒发热、咳嗽痰多者不宜食用滋补性较强的栗香土鸡肉汤。

制作方法
① 土鸡肉洗净，剁小块；新鲜香菇去蒂后洗净，切片；栗子入烤箱中烤半熟，取出、剥去外壳。
② 将土鸡块放入沸水锅中氽烫，洗净血水后捞出，过凉水，备用。
③ 锅中放入土鸡块、香菇片、栗子、姜片和适量清水，大火煮沸，盖上锅盖，转中小火炖煮1小时，加盐调味即可。

汤饮功效
栗子是抗衰老、延年益寿的滋补佳品，能够为脑力劳动者提高机体免疫力。

汤饮食材
土鸡肉300克，栗子50克，香菇4朵。

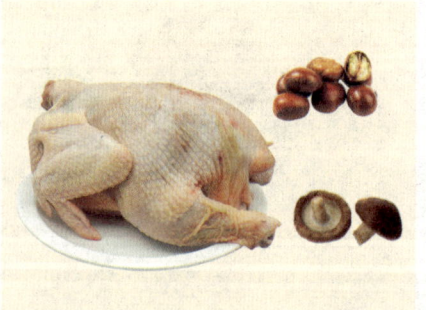

白果猪肚肉汤

使用方法
晾温后食用。

健康叮咛
白果和猪肚性偏凉，脾胃虚弱者应适量食用。

制作方法
① 猪肚洗净切片，用盐、淀粉腌渍；猪瘦肉、脊骨切块，放入沸水中氽烫去血水；白果洗净；姜切片。
② 取砂煲1个，加入猪瘦肉块、猪肚片、脊骨块、白果、姜片，加入适量水，煲2小时。
③ 放入盐、鸡精调味即可。

汤饮功效
白果含有蛋白质、维生素等营养成分，能够为脑力劳动者补充营养素。

汤饮食材
白果60克，猪肚300克，猪瘦肉250克，脊骨200克，姜片20克。

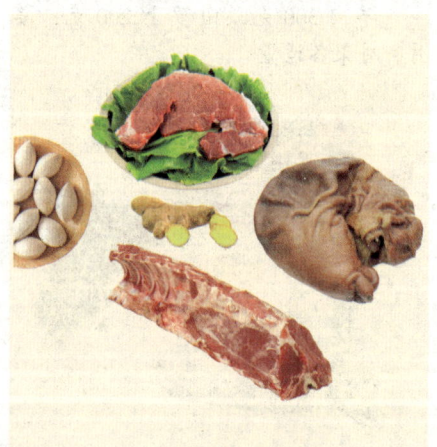

◎ 高温环境工作者

苦瓜牛柳汤

使用方法

晾温后食用。

健康叮咛

苦瓜具有一定的降压作用,血压偏低者应适量食用。

制作方法

①牛柳片加白糖、生抽、料酒、香油、淀粉抓匀,腌渍12分钟,备用。
②锅置火上,加入适量清水,煮沸后放入苦瓜片煮熟,然后加盐调味,再放入腌渍好的牛柳片,搅拌均匀,煮至牛肉断生即可。

汤饮功效

苦瓜能增进食欲,健脾开胃,适用于食欲减低的高温作业人员。

汤饮食材

苦瓜片250克,牛柳片100克。

西瓜鸡肉汤

使用方法

晾温后食用。

健康叮咛

西瓜属于寒性食物,风寒感冒及感冒初期患者不宜食用。

制作方法

①莼菜清洗干净;锅内加入清水烧沸,放入鸡胸肉块氽烫片刻。
②油锅烧热,炒香姜丝和葱花,后加入鸡肉块翻炒片刻,将适量清水注入锅内,加入白糖和盐后以大火煮至鸡肉熟透。
③将西瓜块和莼菜加入锅内,煮5分钟左右即可。

汤饮功效

此汤具有清热解暑、生津止渴、利尿除烦的功效,适用于高温环境工作者食用。

汤饮食材

西瓜块100克,莼菜40克,鸡胸肉块200克。

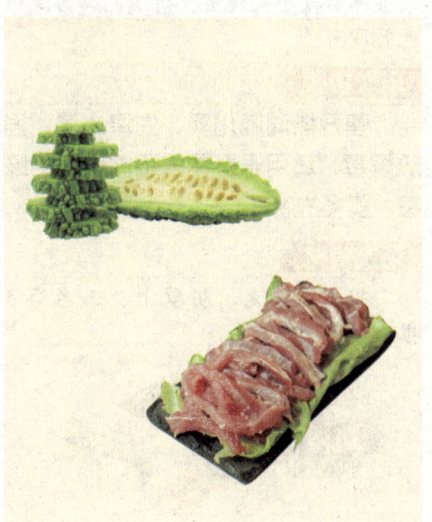
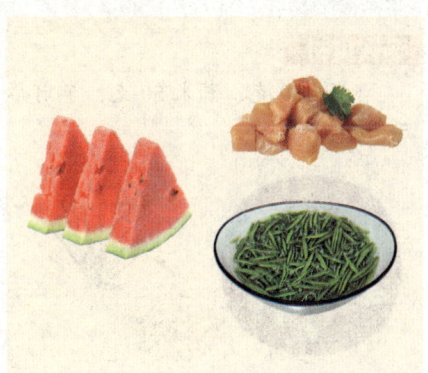

第六章 四季养生汤饮

◎ 春季养生汤饮

冬瓜薏米车前汤

使用方法
晾温后食用。

健康叮咛
冬瓜和薏米性凉,畏寒、四肢发冷者要适量食用。

制作方法
①薏米放入清水中浸透,洗净;车前草用清水浸泡,洗净,切成段,备用。
②冬瓜连皮洗净,切成块。
③将冬瓜块、薏米、车前草段放入干净的瓦煲中,加入适量清水煮至材料熟烂出味,加入少许代糖调味即可。

汤饮功效
此汤具有清热解毒、利水祛湿的功效,适用于水肿尿少、热淋涩痛、痰热咳嗽等症的人群。

汤饮食材
冬瓜150克,薏米50克,车前草15克。

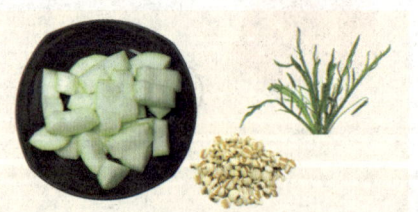

荸荠玉米排骨汤

使用方法
晾温后食用。

健康叮咛
荸荠性寒,脾肾虚寒和血虚者应适量食用。

制作方法
①排骨切块,放入沸水中汆烫,去除血水,捞出,用冷水洗净,备用。
②玉米洗净,切小段;胡萝卜去皮,洗净,切块;荸荠去皮,洗净,备用。
③锅中倒入适量的水烧开,放入排骨块、玉米段、胡萝卜块、荸荠,大火煮沸后改小火慢煲,待汤色转为浅白色时即可。

汤饮功效
荸荠能润肺化痰、生津止渴、消热解毒,适用于春季因感冒引起的咳嗽、痰多的患者。

汤饮食材
排骨350克,胡萝卜、玉米各1根,荸荠200克。

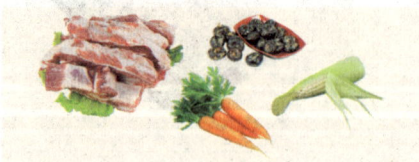

虫草枸杞鸭汤

使用方法
晾温后食用。

健康叮咛
湿热体质者表现为面垢油光、口苦口臭、舌苔黄腻等特征，饮用虫草枸杞鸭汤可能加重湿热症状。

制作方法
①鸭肉切块、洗净，放入沸水中氽烫，去掉血水，捞出备用。
②将冬虫夏草、枸杞子洗净，放入纱布包中。
③将所有材料放入锅中，加水至盖过所有材料，以武火煮沸，再转成文火继续炖煮约30分钟，快熟烂时加入盐调味即可。

汤饮功效
此汤具有补肾、降压、强心、平喘、益肺肾、补精髓和增强机体免疫力等功效，适用于体虚无力、肺燥咳嗽、四肢无力等人群。

汤饮食材
冬虫夏草4克，枸杞子10克，鸭肉300克。

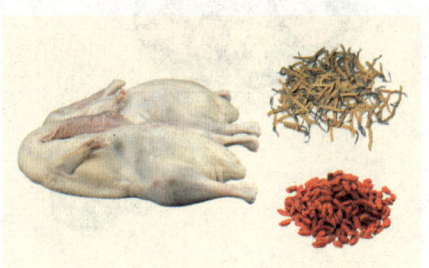

首乌鸡肝汤

使用方法
晾温后食用。

健康叮咛
此汤具有滋补作用，身体肥胖者、高血脂患者等人群饮用此汤要适量。

制作方法
①鸡肝剔去肥油、血管等杂质，洗净，沥干，切大片。
②荷兰豆撕去边丝，洗净；姜洗净，切丝。
③将何首乌放入煮锅，加4碗水，以大火煮开；转小火续煮15分钟后，转中火让汤汁再沸；放入鸡肝煮熟，放入荷兰豆和姜丝，加盐调味即可。

汤饮功效
此汤具有补充肝肾、增强精力、补充气血、缓解疲劳等功效，适用于滋补养生、改善体质等人群。

汤饮食材
何首乌15克，荷兰豆5片，鸡肝50克。

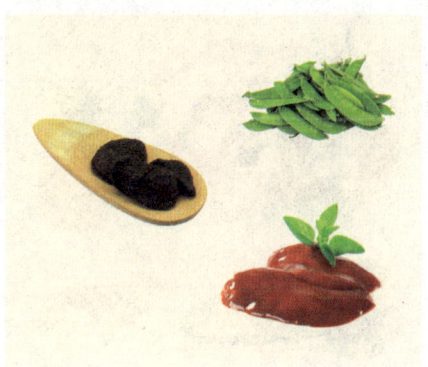

◎ 夏季养生汤饮

苦瓜排骨菠萝汤

使用方法
晾温后食用。

健康叮咛
苦瓜性寒，脾胃虚寒者应适量食用。

制作方法
①排骨块放入沸水锅中汆烫，捞出，用冷水洗净；菠萝块放入盐水中浸泡10分钟。
②锅中倒入大骨高汤煮沸，放入排骨块煮30分钟，再加入苦瓜块、菠萝块、黄豆酱和姜片，煮至排骨块熟烂，最后加盐、鸡精、白糖调味，淋入香油即可。

汤饮功效
此汤具有清热解毒、促进消化、辅助降糖的功效。适用于夏季降低体温、缓解热病烦渴、中暑等人群。

汤饮食材
排骨块300克，苦瓜150克，菠萝100克，姜片20克。

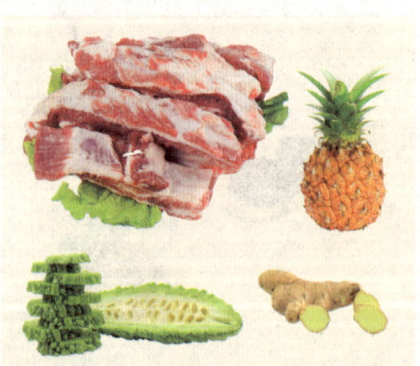

青椒清汤

使用方法
晾温后食用。

健康叮咛
青椒中含有辣椒素，痔疮患者应适量食用。

制作方法
①青椒洗净，切菱形片；猪瘦肉洗净，切薄片。
②猪瘦肉片放入碗中，加水淀粉、酱油、部分味精抓匀，腌渍15分钟，备用。
③锅中加适量清水煮沸，放入青椒片和猪瘦肉片，煮至熟，最后加盐、味精调味即可。

汤饮功效
此汤具有清肠排毒、开胃助消化的功效，适用于夏季食欲不振的人群。

汤饮食材
青椒2个，猪瘦肉150克。

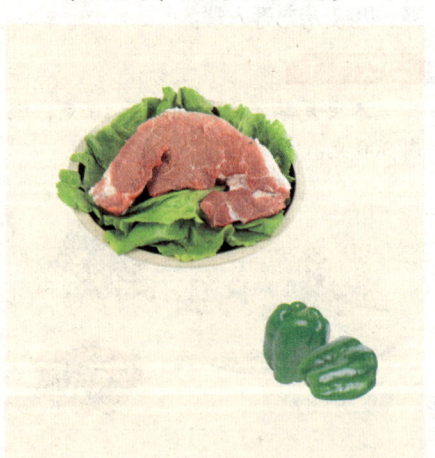

生地乌鸡汤

使用方法

晾温后食用。

健康叮咛

身体肥胖者、高血脂患者等人群饮用此汤要适量。

制作方法

①生地黄浸泡5小时，取出切成薄片；红枣泡发，洗净；午餐肉切片。

②乌鸡去内脏及爪尖，切成块，入开水汆去血水。

③将骨头汤倒入净锅中，放入所有材料炖煮；烧开后转小火炖1.5小时，加调味料调味即可。

汤饮功效

此汤具滋阴补肾、养血添精、凉血补血等功效，有助于健脾润胃、增强身体抵抗力。

汤饮食材

生地黄10克，红枣10颗，乌鸡1只，午餐肉100克，骨头汤2500毫升。

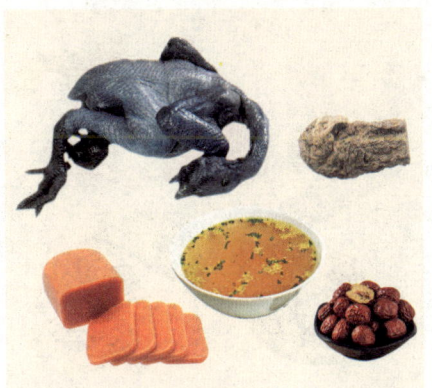

牛奶银耳水果汤

使用方法

晾温后食用。

健康叮咛

脾胃虚寒者、风寒感冒者饮用此汤要适量。

制作方法

①银耳用清水泡软，去蒂，切成细丁。

②银耳加入牛奶中，以中小火边煮边搅拌，煮至熟软，熄火待凉装碗。

③圣女果洗净，对切成两半，猕猴桃削皮切丁；再将圣女果、猕猴桃一起加入碗中即可。

汤饮功效

此汤具有滋养心阴、清热生津、通利肠道的功效，适用于便秘、中暑等人群。

汤饮食材

银耳100克，猕猴桃100克，圣女果20克，牛奶300毫升。

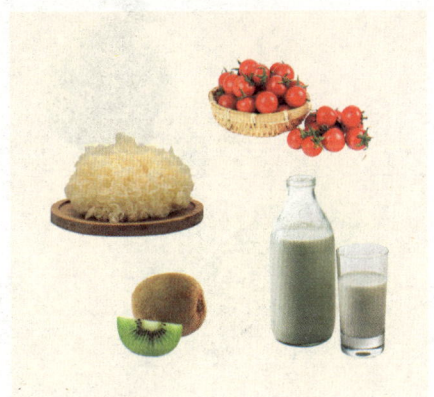

◎ 秋季养生汤饮

白菜柚子汤

使用方法

晾温后食用。

健康叮咛

白菜和柚子都属于凉性食物，脾胃虚弱者要适量食用。

制作方法

①白菜洗净，切成块。

②将柚子肉入凉水锅中煮沸5分钟，放入白菜块煮熟，再放入白糖调味即可。

汤饮功效

此汤具有调理脾胃、清热化痰的功效，适用于秋季感冒咳嗽的患者食用。

汤饮食材

柚子肉5瓣，白菜100克。

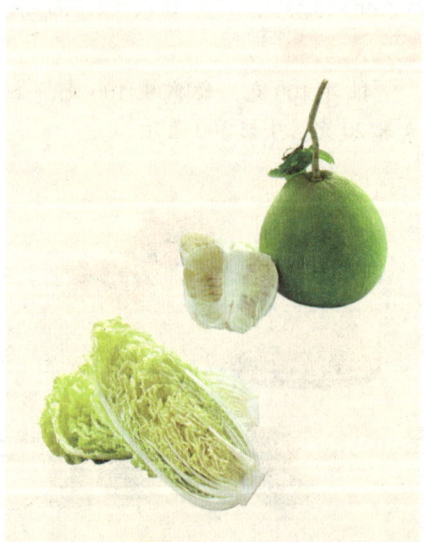

鲜藕老鸭汤

使用方法

晾温后食用。

健康叮咛

莲藕性寒，脾胃虚寒患者应适量食用。

制作方法

①莲藕、山药分别洗净，去皮，切块；老鸭洗净斩块，入沸水中氽烫，捞出，备用。

②锅中加入清水和所有材料，大火煮开后转中小火煮至鸭肉熟烂，加盐调味即可。

汤饮功效

此汤具有补充营养、抗衰老、补阴益气、预防疾病的功效。其中，莲藕能增进食欲、促进消化，有益于食欲不振者恢复健康。

汤饮食材

莲藕250克，黄芪20克，老鸭半只，山药50克，姜5片。

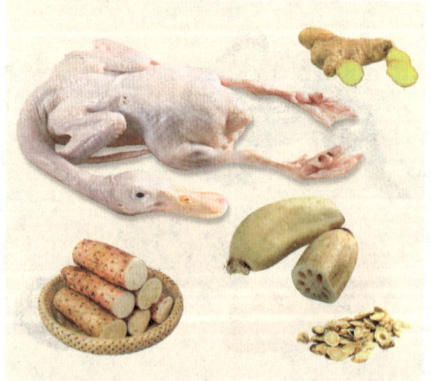

白果玉竹猪肝汤

使用方法

晾温后食用。

健康叮咛

肝脏病、肝硬化患者不宜饮用此汤。

制作方法

①猪肝洗净切片；白果、玉竹分别洗净备用。

②净锅上火，倒入高汤，下入猪肝、白果、玉竹，大火烧开；转小火续煮30分钟，调入盐、味精，淋入香油即可食用。

汤饮功效

玉竹味甘多脂，质柔而润，是一味养阴生津的良药。此汤具有滋阴清热、敛肺止咳、固精止带、缩尿止遗的功效。

汤饮食材

白果100克，玉竹10克，猪肝200克。

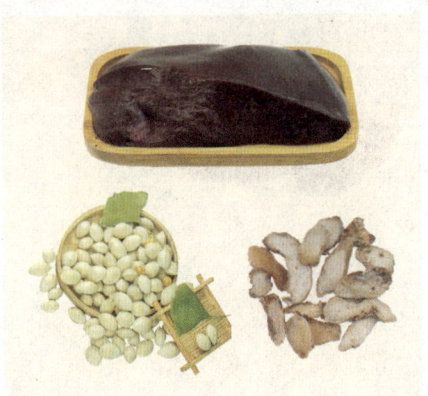

莲子芡实猪尾汤

使用方法

晾温后食用。

健康叮咛

大便秘结者尽量避免饮用此汤。

制作方法

①猪尾洗净，剁成段；芡实洗净；莲子去皮、去芯，洗净。

②热锅注水烧开，将猪尾的血水滚尽，捞起洗净。

③把猪尾、芡实、莲子放入炖盅，注入清水，大火烧开；改小火煲煮2小时，加盐调味即可。

汤饮功效

芡实具有固肾涩精、补脾止泄的功效；莲子补脾止泻、健脾补胃、益肾涩精。此汤是一道益肾固精的佳品。

汤饮食材

芡实、莲子适量，猪尾100克。

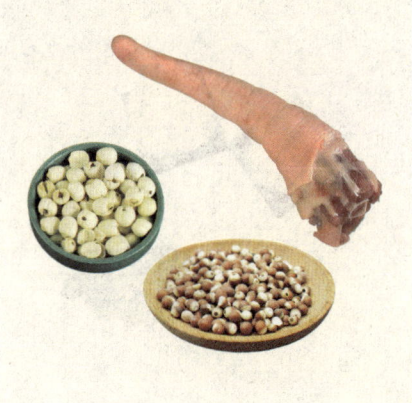

◎ 冬季养生汤饮

银耳杜仲汤

使用方法

晾温后食用。

健康叮咛

银耳属于凉性，经期的女性应避免食用。

制作方法

①银耳用温水泡发，洗净，撕小朵。

②杜仲洗净，切片，锅置火上，加适量水烧开，放入杜仲片煎煮30分钟，过滤取汁。

③砂锅内放入药汁和适量清水煮开，放入银耳、冰糖煲煮至银耳熟烂即可。

汤饮功效

杜仲具有补肝肾、强筋骨的功效，冬季食用可以增加人体活力。

汤饮食材

银耳30克，杜仲10克。

当归羊肉汤

使用方法

晾温后食用。

健康叮咛

此汤较为温燥，脾胃虚弱者适量食用。

制作方法

①锅内烧水，待水开后，下入羊肉块，用大火煮开，倒出，洗净血水，备用。

②炖锅中加入羊肉块、当归、姜片、白萝卜片，注入清水以大火炖约2小时，加入调料调味即可。

汤饮功效

此汤具有补虚养血、调经散寒、美容养颜的功效，冬季食用此汤可以增加人体热量。

汤饮食材

羊肉块180克，当归、姜片各10克，白萝卜片100克。

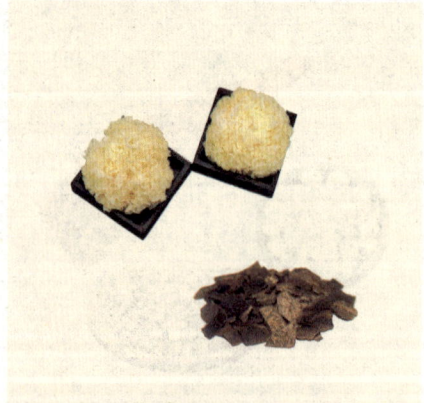
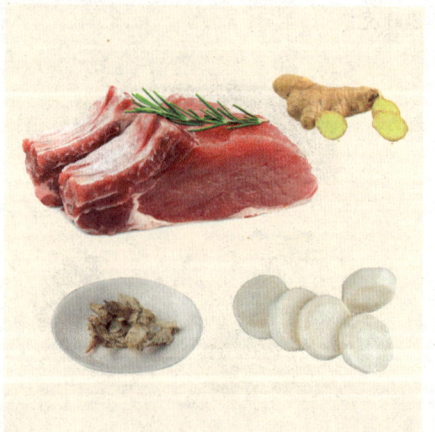

巴戟天黑豆鸡汤

使用方法

晾温后食用。

健康叮咛

巴戟天黑豆鸡汤具有温补作用，上火或大肠干者饮用可能加重便秘、口疮、咽喉肿痛等症状。

制作方法

①鸡腿剁块，放入沸水中汆烫，捞出洗净。

②黑豆淘净，和鸡腿、巴戟天、胡椒粒一道放入锅中，加水至没过材料。

③以大火煮开，再转小火续炖40分钟，加盐调味即可食用。

汤饮功效

此汤具有补肾阳、强筋骨的功效，可辅助治疗阳痿遗精、子宫虚冷、月经失调等病症。

汤饮食材

巴戟天15克，胡椒粒15克，鸡腿150克，黑豆100克。

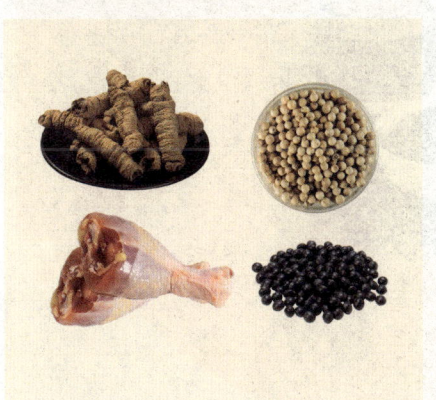

补骨脂虫草羊肉汤

使用方法

晾温后食用。

健康叮咛

补骨脂和羊肉都具有温补作用，内热烦渴、眩晕气虚者体内热邪较盛，应避免饮用此汤。

制作方法

①羊肉洗净，切块，用开水汆烫去除膻味。

②补骨脂、冬虫夏草、山药、枸杞子、蜜枣洗净，山药切块。

③所有材料放入锅内，加适量清水，武火煮沸后，撇去浮沫转为文火煲3小时，再调味即可食用。

汤饮功效

此汤具有温补肝肾、益精壮阳的作用，适用于妇女性欲低下或男性精液稀少、阳痿、早泄等症。

汤饮食材

补骨脂20克，冬虫夏草20克，山药30克，枸杞子15克，羊肉750克，生姜4片，蜜枣4个。

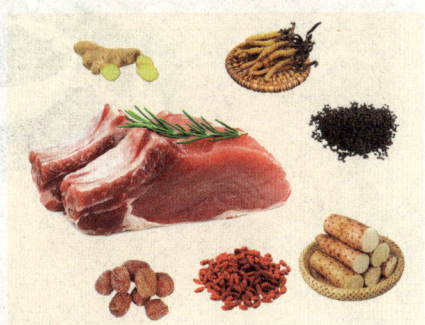

第二篇
茶 方

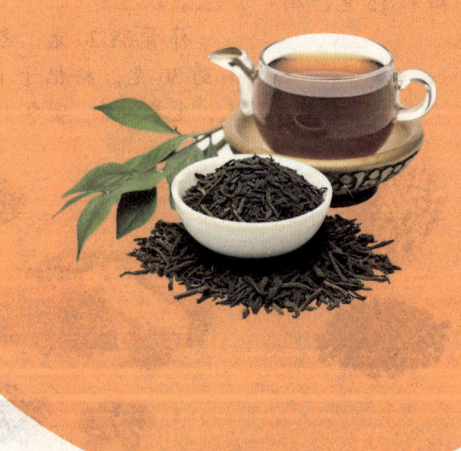

第一章　茶方相关知识

◎ 茶与五行、五色、五脏、五味、五经相对应

茶与中医上的五行、五色、五脏、五味、五经紧密相连，形成了独特的养生体系。根据古代医书的记载，如《黄帝内经》所述，"五行和脏腑是相配属的"，即五行（金、木、水、火、土）与五脏（肺、肝、肾、心、脾）之间存在对应关系。而茶的种类繁多，色泽各异，恰好与五行五色相呼应，进而对五脏产生滋养与调和的作用。

茶与五行、五脏、五色、五味、五经之间的关系具体表现在以下几个方面。

1 火→心→苦→红色→心经

在五行理论中，火与心脏相对应，心喜苦味而显红色，与小肠构成表里关系，相互依存，共同维系着身体的平衡。当心脏的火过旺或过弱，抑或小肠功能失调时，心经的运行便可能受到干扰，进而容易引发小肠、心脏本身，以及关联区域如肩部、血液循环、面部肌肤、牙齿、腹部乃至舌部的一系列健康问题。

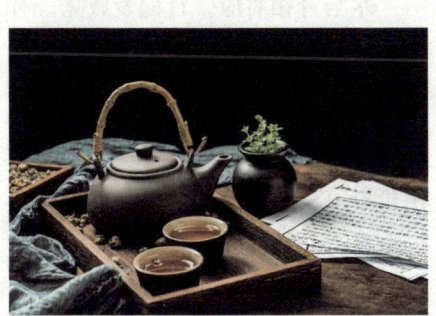
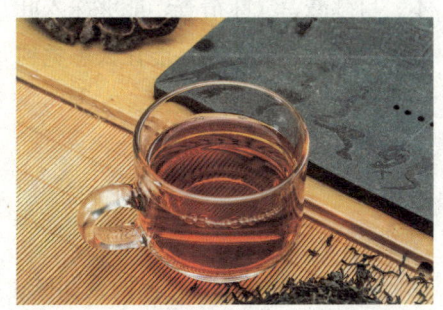

红茶与普洱熟茶，作为五行中火的代表茶饮，以其特有的苦涩口感与焦香气息，不仅能够深入心经，调和心火，还对小肠经络产生积极影响，促进二者的和谐运作，是调节体内火元素、维护心与小肠健康的佳选。

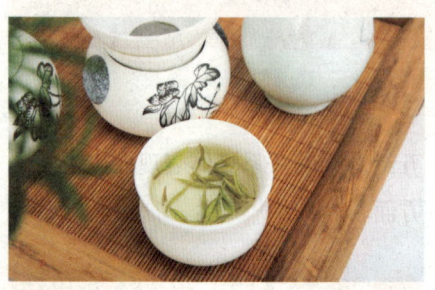

2 木→肝→酸→绿色→肝经

木对应肝，肝对应的味道则是酸，对应的颜色是绿色。肝最常见的功能就是滤除血液中的代谢废物，调节人体的血液供应，维持免疫防御机制。同时，肝脏还是我们人体能量的储存场所，负责调节神经系统的机能。

绿茶和普洱生茶等在五行中属木，口感酸，气味清香，能够深入肝经。长期饮用这类茶，能让人感觉到神清目明、肝火下降。

3 土→脾→甜→黄色→脾经/胃经

土与脾脏相对应，脾偏爱甜味，对应的颜色是黄色。脾脏在人体内扮演着至关重要的角色，它负责调控养分的转化、输送与储存，同时参与调节血液总量，是人体滋养能量的重要储存库。因此，脾脏不仅是消化系统的核心，也与人的思维活跃度、想象力及创造力紧密相连。

黄茶、茯砖茶等五行中归属于土的茶类，以其甜润的口感与香腻的气息，能够深入脾经与胃经，发挥调理作用。特别是对于那些脾胃功能不佳的人来说，选择黄茶与茯砖茶，不仅能够帮助调理脾胃，改善慢性肠胃疾病，还能有效开胃助消化，促进身体健康。

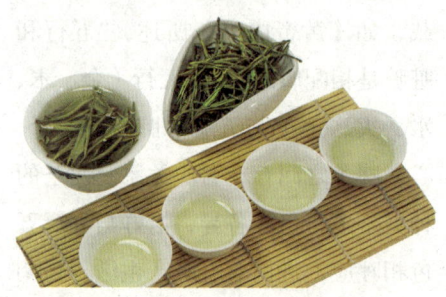

4 水→肾→咸→黑色→肾经

水与肾相对应，肾偏爱咸味，对应的颜色则是黑色。肾脏的主要功能集中表现在两个方面：一是储存元气，二是调控体液。与肾脏直接相关的情绪是恐惧。当恐惧的情绪弥漫于我们的全身时，肾脏的功能就会失衡。

像黑茶（尤其是普洱熟茶）等五

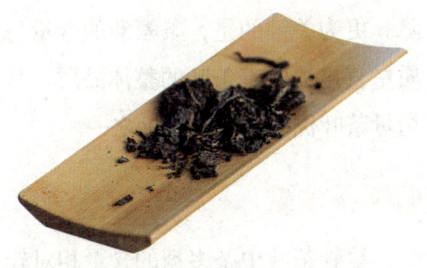

行归水的一类茶,能够深入肾经,并影响膀胱经。长期饮用这些茶有利于人们的延年益寿、减肥降脂等。

5 金→肺→辣→白色→肺经

金与肺相对应,肺偏爱辣味,对应的颜色是白色。在中医脏腑理论中,肺作为呼吸系统的核心,对脉象的调控及体内气机的运行起着举足轻重的作用。肺主气,司呼吸,不仅关乎气体的交换,还影响着全身的能量活动。

与肺脏情感相连的是悲伤情绪。当悲伤过度,情志不畅时,会直接影响肺的功能,导致肺气郁闭,进而可能引发咳嗽、哮喘、呼吸不畅等一系列呼吸系统疾病。

白茶等五行归属于金的茶品,以其辛香之味与鲜香之气,能够深入肺经,并疏通大肠经络。常饮此类茶,可起到润肺养肺、止咳化痰、调理呼吸道的功效,有助于维护肺脏健康,平衡身心。

◎ 茶叶中经过科学检验的健康成分

茶叶中经过科学检验的健康成分丰富多样,这些成分不仅赋予茶叶独特的色香味,更对人体健康产生深远影响。以下是一些茶叶中经过科学检验的主要健康成分。

1 茶多酚

茶多酚作为茶叶中最为关键的活性成分,构成了干茶重量的近三分之一,展现出了显著的营养价值。它具备出色的抗氧化性能,能有效清除体内的自由基,进而减轻细胞受损程度,并有助于延缓衰老过程。不仅如此,茶多酚还表现出广泛的生物活性,涵盖了抗炎、抗菌及潜在的抗癌效果。值得注意的是,茶多酚中占比颇高的儿茶素类化合物,在营养学界备受瞩目,它们能够抑制有害细菌的增殖、发挥消炎作用,并有助于调节肠道微生物菌群的平衡。

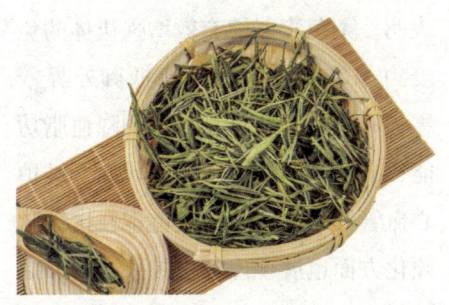

② 生物碱

茶叶中富含的生物碱成分，主要以咖啡碱为代表，它是一种高效的中枢神经系统兴奋剂。咖啡碱能够激活神经传导，显著提升人的警觉性和注意力，从而起到提神醒脑、有效缓解身体与精神疲劳的作用。此外，咖啡碱还具备调节消化系统的功能，它能适度刺激胃黏膜分泌胃酸，不仅有助于食物的消化与吸收，还能在一定程度上增进食欲，优化胃肠道的运作状态，对改善消化不良等问题具有一定的辅助效果。

③ 茶氨酸

茶氨酸，作为茶叶中一种独具特色的氨基酸成分，拥有众多令人瞩目的健康益处。它不仅能够有效发挥镇静安神的作用，帮助缓解紧张情绪和改善睡眠质量，还具备显著的降血压与降血脂功能，对于维护心血管健康大有裨益。此外，茶氨酸还能增强机体免疫力，为身体筑起一道坚实的屏障。更为关键的是，茶氨酸的含量与质量直接关联着茶叶的整体品质，是衡量茶叶优劣的重要指标之一。

④ 茶多糖

尽管茶叶中茶多糖的含量相对较低，它却是茶叶中一种举足轻重的活性成分。茶多糖展现出了多方面的生理调节作用，不仅能够有效调节脂质代谢，维持体内脂肪平衡，还具备出色的抗氧化性能，有助于抵抗自由基的损害，延缓细胞老化。此外，它还能在一定程度上缓解血糖升高，调节血脂水平，对维护心血管健康大有裨益。同时，茶多糖还能参与免疫系统的调节，增强机体的防御能力。

⑤ 茶色素

茶色素是茶叶经过特定加工工序后形成的一系列色素成分，其中主要涵盖了茶黄素与茶红素等多种化合物。这些色素不仅为茶叶增添了丰富的色泽，更重要的是，它们蕴含了诸多对人体健康有益的生物活性。研究表明，茶色素能够有效增强机体的免疫力，帮助身体更好地抵御外界侵害；同时，它还具有显著的降血脂功能，有助于调节体内脂质代谢，维护心血管健康；此外，茶色素在抗动脉硬化方面也展现出积极效果，能够减

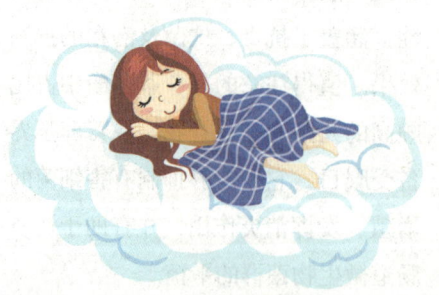

少动脉壁上的脂质沉积，降低心血管疾病的风险。因此，茶色素被视为茶叶中一种健康促进物质。

6 矿物质和维生素

茶叶中蕴含了丰富的矿物质成分，包括但不限于钾、镁、钙、铁、锌以及珍贵的硒元素，这些矿物质对于人体的日常运作至关重要。同时，茶叶中还含有维生素C及B族维生素，如维生素B_1、维生素B_2、维生素B_6等，这些维生素在维持人体正常的生理功能方面发挥着不可或缺的支持作用。它们共同协作，不仅有助于调节体内电解质平衡，促进骨骼健康，还参与了能量代谢、免疫增强以及抗氧化等多个生理过程，为身体的整体健康与活力提供了坚实的基础。

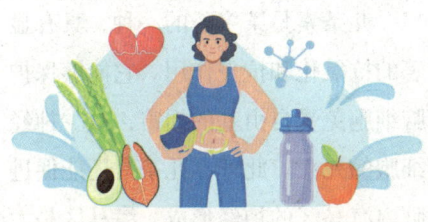

◎ 饮茶的八大养生功效

喝茶不仅能够带来口感上的享受，更能够带来健康上的益处，以下是饮茶的八大养生功效。

1 抗衰老

在营养学的领域中，茶作为一种天然的饮品，被广泛认为具有抗衰老的功效。这一观点并非空穴来风，而是基于茶中富含的多种生物活性成分，这些成分在抗氧化、抗炎、免疫调节等方面展现出显著的作用，从而有助于延缓衰老过程。

（1）茶多酚：抗氧化的明星

茶多酚是茶叶中最重要的生物活性成分之一，具有强大的抗氧化能力。它能够清除体内的自由基，这些自由基是细胞衰老和疾病产生的重要因素。通过中和自由基，茶多酚能够保护细胞免受氧化应激的损害，从而减缓细胞老化的过程。此外，茶多酚还能提高超氧化物歧化酶（SOD）的活性，进一步增强细胞的抗氧化能力。

（2）儿茶素：美白与抗衰老的双重作用

儿茶素是茶多酚的一种，它在茶叶中的含量较高。除具有抗氧化作用外，儿茶素还能通过抑制酪氨酸酶的

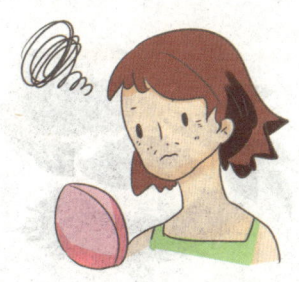

活性来减少黑色素的合成,从而起到美白作用。此外,儿茶素还能促进皮肤角质层的形成,使肌肤更加光滑有弹性。这些特性使得儿茶素在抗衰老和美容护肤领域备受关注。

(3)茶氨酸:神经系统的保护者

茶氨酸是茶叶中一种稀有的氨基酸,它具有镇静神经的作用,有助于缓解压力和焦虑,提高睡眠质量。良好的睡眠和放松的心态对于延缓衰老至关重要。此外,茶氨酸还能保护神经细胞免受自由基的损害,从而维护神经系统的健康。

(4)维生素与矿物质:全面的营养支持

茶叶中含有丰富的维生素和矿物质,如维生素C、维生素E、铁、钙等。这些成分在抗氧化、促进胶原蛋白合成、维持皮肤水分平衡等方面发挥重要作用。维生素C和维生素E是强效的抗氧化剂,能够协同作战,中和自由基,减少皮肤色斑和皱纹的产生。而铁和钙等矿物质则是维持身体健康和年轻状态不可或缺的元素。

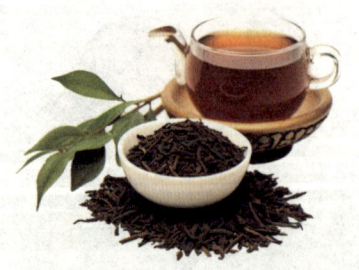

❷ 改善记忆力

随着生活节奏的加快,生活压力的增大,记忆力不好已经不仅仅是老年人的专利。很多年轻人也常常伴有类似的情况。

(1)茶多酚:大脑的守护者

茶多酚是茶叶中最重要的生物活性成分之一,具有强大的抗氧化作用。它能够清除体内的自由基,减少氧化应激对大脑的损害。研究表明,茶多酚能够改善神经传导功能,提高大脑的活力和学习效率。此外,茶多酚还能促进脑内神经递质的合成和释放,如乙酰胆碱,这是一种与记忆功能密切相关的神经递质。通过增加乙酰胆碱的水平,茶多酚能够改善记忆力和学习能力。

(2)儿茶素:认知功能的促进者

儿茶素是茶多酚的一种,具有显著的抗氧化和抗炎作用。它能够保护脑细胞免受自由基的损害,减少神经细胞的死亡。此外,儿茶素还能促进脑内海马区的神经形成,海马区是大脑中与记忆和认知功能密切相关的区域。通过增加海马区的神经形成,儿茶素能够改善记忆力和认知能力。日本的研究表明,长期摄入绿茶的儿茶素化合物后,可以增进抗氧化酶类的活性,并对有害的淀粉样肽的产

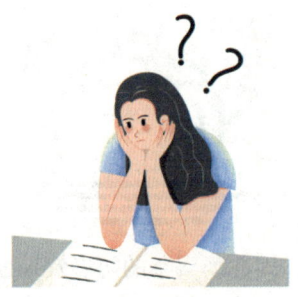
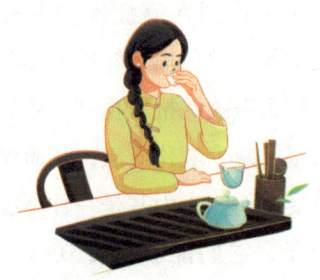

生起抑制作用，从而提高记忆力和认知功能。

（3）茶氨酸：心情的调节者

茶氨酸是茶叶中一种稀有的氨基酸，具有镇静神经的作用。它能够调节脑中的 5- 羟色胺和多巴胺水平，这些神经递质与心情和认知功能密切相关。通过增加 5- 羟色胺和多巴胺的水平，茶氨酸能够改善人的心情，减轻焦虑和抑郁情绪。良好的心情有助于提高注意力和专注力，从而改善记忆力。此外，茶氨酸还能促进脑内 α 波的产生，这是一种与放松和专注状态相关的脑电波，有助于改善记忆力和学习能力。

（4）咖啡因：提神醒脑的助力者

虽然咖啡因在茶中的含量相对较低，但它仍然具有一定的提神醒脑作用。咖啡因能够刺激中枢神经系统，提高警觉性和注意力。通过增加大脑的活跃度，咖啡因能够改善记忆力和认知能力。然而，需要注意的是，过量摄入咖啡因可能导致失眠、心悸等不良反应，因此应适量饮用茶水。

在快节奏的现代生活中，改善记忆力对于提高工作效率和生活质量至关重要。通过科学饮茶，我们可以轻松享受茶带来的健康益处，让大脑更加灵活和高效。

❸ 防癌抗癌

茶，尤其是绿茶，被研究证实含有多种对人体有益的生物活性成分，其中茶多酚是最为主要的一种。茶多酚，特别是其中的儿茶素类化合物（EGCG），被广泛认为具有抗氧化、抗炎和抗突变的特性。这些特性使茶多酚在理论上能够抑制癌细胞的生长和扩散，从而起到防癌抗癌的作用。

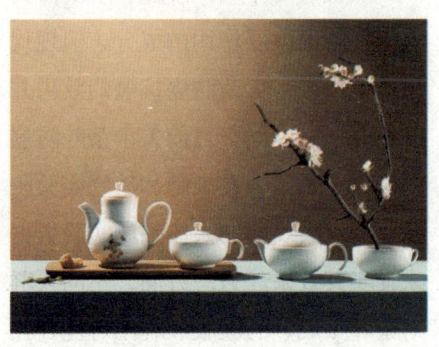

抗氧化剂在癌症预防中扮演着至关重要的角色。茶叶中的多酚类化合物作为强效的抗氧化剂，能够中和自由基，减少氧化应激，从而保护细胞免受损伤。自由基是一种高度活跃的分子，它们能够损害DNA，导致基因突变，进而增加癌症的风险。因此，茶叶中的抗氧化剂成分对于预防癌症的发展具有重要意义。

除了抗氧化作用，茶叶中的某些成分，如儿茶素和茶氨酸，还能够增强免疫系统的功能。一个强大的免疫系统能够更好地识别和清除体内的异常细胞，包括癌细胞。通过增强免疫系统的功能，茶叶可能在某种程度上提高机体对癌细胞的抵抗力。

慢性炎症也被认为是癌症发展的一个重要因素。茶叶中的成分具有抗炎作用，能够通过抑制炎症介质来减少炎症反应，从而降低癌症的风险。这一作用机制在多种癌症的预防中都可能发挥重要作用。

然而，尽管茶叶中含有多种具有潜在防癌抗癌作用的成分，但现代营养学强调，喝茶防癌抗癌的效果并非绝对。一方面，目前关于茶叶防癌的研究主要集中在细胞和动物实验阶段，缺乏大规模的人体临床实验数据来证实其效果。另一方面，不同人群对茶叶中成分的吸收和利用可能存在

差异，因此，喝茶的防癌效果也可能因人而异。

此外，喝茶的方式和茶叶的品质也对防癌效果产生影响。如果水温过高，可能会增加食道癌的发病率；而浓茶则可能对胃肠道产生刺激，导致恶心、呕吐等不适症状。因此，适量饮用淡茶可能更为适宜。同时，选择优质茶叶，避免使用劣质茶叶或制茶过程中可能产生的有害物质，也是确保喝茶健康的重要一环。

值得注意的是，喝茶并不能完全依靠其防癌抗癌作用来替代其他健康生活方式。合理饮食、适量运动、不吸烟等同样是预防癌症的重要手段。这些健康生活方式能够综合作用于人体，提高整体的健康水平，从而降低癌症的风险。

在癌症的治疗方面，喝茶也不能替代传统的医疗手段。对于已经患有癌症的人群，应在医生的指导下进行综合治疗，包括手术、放疗、化疗、靶向治疗等。喝茶可以作为辅助治疗的一种方式，但绝不能替代正规的治疗手段。

❹ 消脂减肥

《本草纲目》中有记载,"藏器曰:苦寒,久食,令人瘦,去人脂,使人不睡"。唐代《本草拾遗》中有记载,"茶久食令人瘦,去人脂"。都表明了茶有消脂减肥的功效。

从现代营养学的角度来说,茶叶中的咖啡碱、黄烷醇类化合物能加快肠道蠕动,有助于食物消化;茶中的胆碱、叶酸等物质能调节脂肪代谢,增强脂肪分解能力;茶叶中的类黄酮、芳香物质、生物碱等成分可以降低胆固醇、三酰甘油的含量,降低血脂浓度,有很好的解脂作用。

此外,茶叶在助消化的同时,还能保护胃黏膜,防止因胃溃疡而导致出血,有保护肠胃的作用。

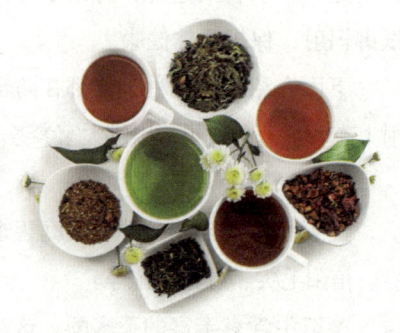

接下来给大家介绍一下不同茶类的减肥效果:

（1）绿茶

研究发现,绿茶中的茶多酚和儿茶素含量较高,具有良好的降脂减肥效果。有日本学者研究发现,每天饮用超过10杯绿茶可增加血清中HDL-C含量,降低LDL-C、TC和TG水平,对体重、体质指数、体脂比、体脂量、腰围、臀围、内脏脂肪和皮下脂肪含量均有显著降低作用。

（2）乌龙茶

乌龙茶提取物可以上调营养性肥胖小鼠体内相关酶和蛋白质的表达,促进脂肪酸氧化,同时抑制脂肪酸合成酶的表达,减少脂肪的生物合成。有学者对超重或肥胖患者进行乌龙茶干预后发现,多数患者体重有所减轻。

（3）普洱茶和红茶

普洱茶和红茶经过发酵过程,形成了多种有益菌群和复杂的化合物,如茶褐素等,这些成分对调节人体代谢、降脂减肥有积极作用。法国和日本的科学家曾用实验证明,普洱茶和乌龙茶有良好的减肥效果,因而称之为"苗条茶"。用不同茶类进行的实验证明,乌龙茶和普洱茶降血脂和减肥的效果优于绿茶和红茶。

（4）其他茶类

如黑茶、白茶等也具有一定的降脂减肥功效。国内有学者发现,黑茶能显著降低小鼠的血糖含量,降低大鼠血清TC、TG、LDL-C的水平,提高HDL-C水平并控制小鼠及大鼠体重增长。

5 抗辐射

在当今快速发展的社会中,手机、电脑、电视等电子设备成为了居家、出行的必备品,它们在为人们带来精神愉悦的同时,也带来了不可忽视的辐射问题。那么,在享受科技便利的同时,我们该如何有效减轻辐射带来的潜在伤害呢?研究发现,定期饮茶的人群在遭受辐射影响时,其损伤程度相对较低,同时血液病的发病率以及因辐射导致的死亡率也呈现出较低的趋势。

茶叶中的茶多酚,作为一种强效的抗氧化剂,其卓越的生理活性使其成为清除体内自由基的高手。它不仅能够干扰亚硝酸胺等致癌物质在体内的合成过程,还对接受放射治疗的肿瘤患者展现出了显著的保护作用,据研究,其对于治疗轻度放射病的有效率可高达90%以上。此外,茶叶还富含脂多糖,这种成分在被人体吸收后,能够激发非特异性免疫功能,既有助于维护造血系统的健康,又能增强机体的整体抵抗力,从而在一定程度上缓解辐射对人体的不良影响。

值得一提的是,茶叶中的氨基酸等成分也扮演着抵御放射性伤害的角色。除了直接对抗辐射,茶还有助于减轻因吸烟而导致的辐射污染问题。据美国马萨诸塞大学医疗中心的专家估算,每日吸烟30支的人,其肺部一年内所承受的来自香烟中放射性物质的辐射量,相当于皮肤接受约300次胸腔X光透视的辐射量。而饮茶则被视为一种有效的手段,能够阻止这些放射性物质侵入骨髓。临床试验显示,使用茶叶片剂治疗因放射引起的轻度辐射病,其总有效率同样可达90%。因此,对于那些长期处于高放射性环境中工作的人来说,适量饮茶无疑是一种明智的选择,有助于他们抵御辐射,保护身体健康。

下面介绍的这几种茶饮都在防辐射上有着显著的效果,以供大家参考。

(1)绿茶

代表品种:西湖龙井、洞庭碧螺春、信阳毛尖、恩施玉露等。

绿茶中含有丰富的茶多酚,这是一种具有强抗氧化性和生理活性的物质,能够有效清除体内自由基,减少对辐射损伤的敏感性。

(2)白茶

代表品种:白毫银针、寿眉、白

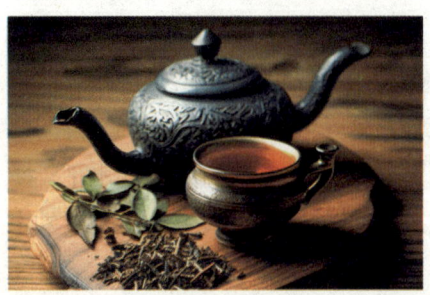

牡丹等。

白茶同样含有较高的茶多酚，具有抗氧化、抗炎和抗辐射等多重功效。

（3）黄茶

代表品种：君山银针、霍山黄芽、蒙顶黄芽、远安峡口碧潭茶等。

黄茶中的茶多酚和其他活性成分共同作用，有助于减轻辐射对机体的伤害。

（4）乌龙茶

代表品种：铁观音、黄金柱、大红袍、白鸡冠等。

乌龙茶中的茶多酚和其他生物活性成分能够增强机体的抗氧化能力，从而减轻辐射损伤。

（5）其他具有防辐射效果的茶饮

黄芪茉莉花茶：由黄芪和茉莉花泡制而成，可预防电脑辐射对人体的不良影响。

仙灵脾玫瑰花茶：由仙灵脾和玫瑰花泡制而成，有助于减轻辐射对生殖系统和免疫系统的损伤。

酸枣仁白菊花茶：由酸枣仁和白菊花泡制而成，可缓解辐射引起的头痛、心悸等症状。

❻ 提神解乏

现代人常在工作与生活的快节奏中感到疲惫不堪，相较于因困倦而在工作中分心，适时品尝一杯茶饮，不仅能提振精神，还能有效舒缓身体的劳累感。

茶叶之所以具备提神与抗疲劳的功效，关键在于其内含的2%至5%生物碱成分，如咖啡碱、茶碱及可可碱等。这些天然化合物能够刺激肾脏功能，加速尿液生成与排出，提升肾脏的过滤效率，减少有害物质在肾脏中的积累时间。同时，它们还能激活大脑中枢神经系统，将低迷的状态转变为兴奋，增强专注力与思维能力，从而达到提神醒脑、促进心理平静的作用。咖啡碱还能帮助清除体内多余的乳酸，加速疲劳的恢复过程。

因此，当人们感到体力不支时，通过品味茶香与茶汤的甘醇，不仅能逐渐焕发精神，还能有效减轻疲劳感。这一过程不仅使思维更加清晰，还能提升反应速度。这便是茶叶通过现代营养学视角所展现出的促进神经健康与提升活力的科学效果。

推荐以下几种茶饮，有很强的提神解乏的功效。

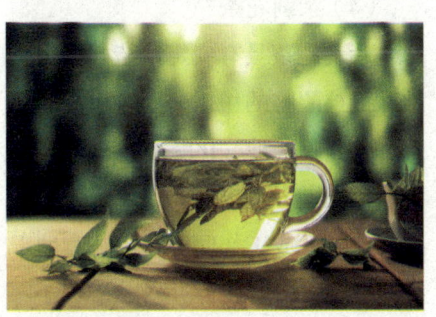

（1）绿茶

绿茶中的咖啡碱和茶多酚等成分能够刺激中枢神经系统，提高警觉性和注意力，同时茶多酚还具有很强的抗氧化性，有助于缓解身体疲劳。

绿茶口感清新，适合日常饮用，对于长时间工作或学习后感到疲劳的人群尤为适宜。

（2）薄荷茶

薄荷茶中的薄荷醇等成分能够刺激中枢神经系统，提高警觉性和注意力，同时具有清凉解暑、缓解头痛、喉咙痛等症状的作用。

薄荷茶气味清凉，口感宜人，适合在夏季或长时间工作后饮用，有助于提神醒脑、缓解疲劳。

（3）菊花茶

菊花茶具有清热解毒、平肝明目的功效，能够缓解因长时间用眼导致的眼疲劳，同时茶中的黄酮类化合物具有抗氧化作用，有助于减少疲劳感。

菊花茶气味芳香，口感清爽，适合长时间面对电脑工作的上班族饮用。

（4）茉莉花茶

茉莉花茶具有安定情绪、振奋精神、提神醒脑的作用，同时还能清热解暑、健脾安神、化湿等。

茉莉花茶气味芳香，口感甘甜，适合在午后或工作间隙饮用，有助于提神醒脑、缓解疲劳。

（5）铁观音茶

铁观音茶中含有丰富的咖啡碱和茶碱成分，能够刺激中枢神经系统，提高警觉性和注意力，同时茶中的茶多酚等成分还具有抗氧化作用。

铁观音茶口感醇厚，回甘明显，适合喜欢浓郁口感的人群饮用，对于提神解乏有显著效果。

（6）枸杞茶

枸杞茶具有滋补肝肾、益精明目的功效，能够缓解因肝肾不足导致的疲劳、头晕等症状。

枸杞茶口感甘甜，适合长时间工作或学习后感到疲劳的人群饮用，有助于提神醒脑、缓解身体不适。

（7）柠檬茶

柠檬茶中的柠檬酸等成分能够促进新陈代谢，缓解身体疲劳，同时茶中的维生素C等成分还有助于提高免疫力。

柠檬茶口感酸甜可口，适合在午后或工作间隙饮用，有助于提神醒脑、缓解疲劳。

7 利尿通便

茶作为一种传统的健康饮品，其功效广泛，尤其在促进身体排毒、确保肠道畅通以及利尿通便方面功效显著。

茶叶促进利尿通便的奥秘，其实

并不复杂。一旦茶水被摄入体内,其中的咖啡因、可可碱以及芳香物质便协同作用,激活肾脏功能,加速尿液的生成与排放,从而缩短有害物质在肾脏的停留时间。随着乳酸等疲劳物质的随尿排出,体力得以恢复,疲惫感自然消散。但需注意,过量或浓茶的饮用,可能会给肾脏带来额外负担,导致排尿过频,影响肾脏功能,甚至造成体内水分失衡。

适量饮茶,对于缓解便秘同样大有裨益。茶叶中的茶多酚成分,能与细菌蛋白结合,导致其凝固变性,进而杀灭细菌,达到消除肠道炎症的效果。因此,茶多酚在辅助治疗慢性结肠炎、腹胀及单纯性腹泻等疾病方面,展现出良好的辅助疗效。同时,它还能激活并促进肠道内有益菌群(如双歧杆菌)的繁荣,增强肠道的收缩与蠕动,推动消化道内废物及有毒物质的排出,被誉为"人体器官的杰出清洁工"。

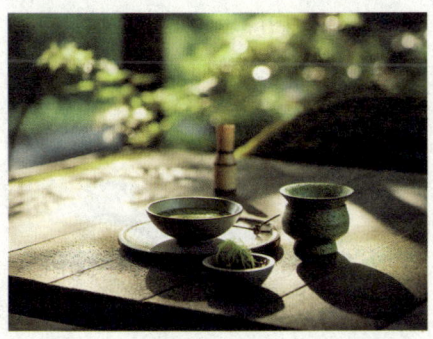

推荐几款在利尿通便方面表现突出的茶品。

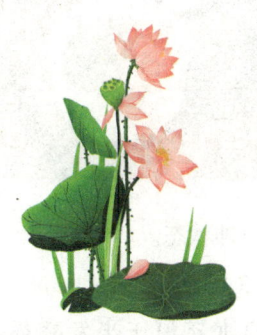

(1)荷叶茶

自古以来,荷叶在中国便被视为瘦身的圣品。李时珍在《本草纲目》中记载,荷叶与莲心能平抑肝火、清心火、泻脾火、降肺火,同时具有降压利尿、清热养神、收敛汗液、止血固精等多重功效。对于都市人群而言,面对油腻饮食、久坐不动导致的身体臃肿、腰腹鼓胀等问题,荷叶茶无疑是一剂良药。相较于伤胃的咖啡、浓茶以及甜腻的调味汽水,荷叶茶以其自然、轻盈的特性,既能呵护肠道健康,又能实现利尿通便,让身体与气色同步提升。

(2)绿茶

绿茶中的茶多酚与咖啡因含量丰富,它们共同作用,不仅能刺激肾脏,促进尿液排出,还能增强肠道的蠕动,有助于缓解便秘。定期饮用绿茶,不仅能让身体轻盈,还能提升整

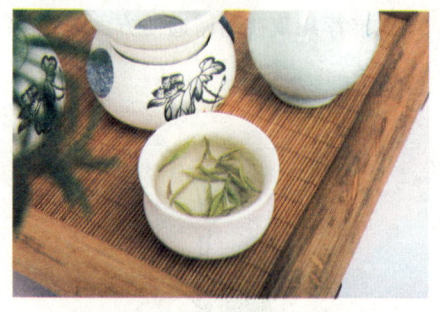

体的精神状态。

（3）乌龙茶

乌龙茶属于半发酵茶，其独特的制作工艺保留了茶叶中的多种活性成分。这些成分在促进利尿通便方面表现出色，同时还能调节体内脂肪代谢，有助于保持身材。

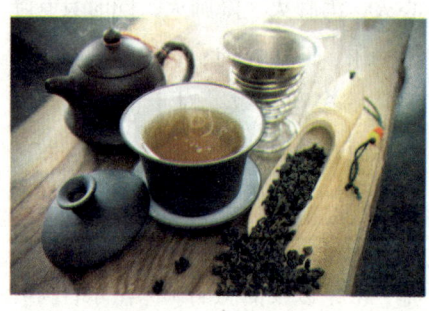

（4）菊花茶

菊花茶具有清热解毒、平肝明目的功效。它不仅能缓解眼部疲劳，还

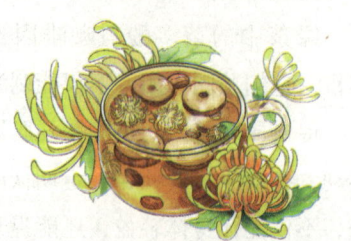

能促进尿液的排出，有助于消除体内的湿热与毒素。

8 清心明目

茶不仅具备舒缓心情与清热去火的功效，还能有效促进眼部健康。现代营养学研究揭示，茶中含有的抗氧化成分能有效遏制体内自由基的活性，减缓氧化应激反应。近期，美国农业部营养与衰老研究中心的科学团队发现，白内障的发病率与个体血浆中β-胡萝卜素的含量及浓度水平呈现显著相关性。具体而言，白内障患者的血浆β-胡萝卜素浓度普遍偏低，其罹患白内障的风险较正常人高出3至4倍。因此，对于这类患者而言，及时补充β-胡萝卜素至关重要。除了日常饮食中的摄取，茶叶中β-胡萝卜素的含量尤为突出，远超多数常见蔬菜和水果。

在品茗的过程中，茶叶中这些有益健康的营养素便悄无声息地融入人体，发挥其积极的生理效应。由此可见，不仅白内障患者适宜适量饮茶以促进眼部健康，普通人群定期饮茶同

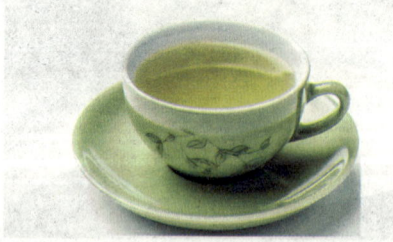

样能够对眼睛起到保护作用。

推荐几款对眼睛健康有益的茶，仅供大家参考。

（1）杞菊参茶

杞菊参茶由枸杞子、菊花和西洋参组成。这些成分相互配合，可以加强养肝明目的功效。同时，西洋参还具有补气养阴、清热生津的作用，有助于改善眼睛疲劳和干涩等症状。

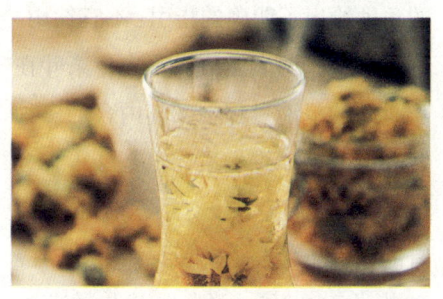

（2）玫瑰花茶

玫瑰花茶含有丰富微量元素，这些成分对于保护眼睛免受自由基损伤、预防眼部疾病具有重要作用。此外，从中医的角度上说，玫瑰花能疏肝解郁，有助于缓解因情绪波动引起的眼部不适。

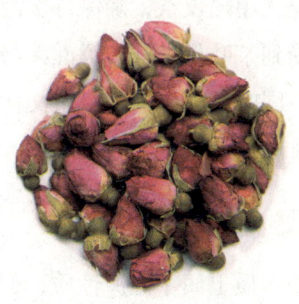

（3）桑叶茶

桑叶茶中含有大量的黄酮类化合物和多种维生素，这些成分具有抗氧化、抗炎、抗菌等多种生物活性，对于保护眼睛健康、缓解眼部疲劳有很好的效果。

（4）石斛花茶

石斛花茶具有滋阴清热、明目益精的功效。它含有丰富的石斛多糖和多种氨基酸，这些成分有助于滋养眼睛、改善视力，对于缓解眼睛干涩、疲劳等症状有很好的效果。

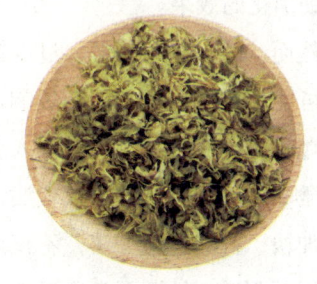

（5）槐米茶

槐米茶中含有丰富的芦丁和多种维生素，这些成分具有抗氧化、抗炎、降血压等多种生物活性。对于因高血压引起的眼部病变或不适，槐米茶有很好的辅助治疗作用。同时，它还能促进眼部血液循环，有助于改善视力。

◎ 健康喝茶七不饮

喝茶虽然有许多健康益处，但也需要注意一些禁忌，以确保饮茶的健康和安全。以下是一些主要的喝茶禁忌。

1 忌浓茶

喝茶虽然能让人在一定程度上提神醒脑，帮助人们放松心情。茶叶中的咖啡碱成分，适量摄入时，能温和地刺激中枢神经系统，加速新陈代谢，促进胃液适度分泌，从而达到提神与助消化的效果。

然而，值得注意的是，过度饮用浓茶可能会对身体产生不利影响。浓茶中咖啡碱含量较高，过量摄入会强烈刺激中枢神经系统，导致代谢速率异常加快，胃液过度分泌，不仅可能引起胃部不适，长期下来还可能形成对浓茶的依赖，影响正常的生理节律。此外，高浓度的咖啡碱和茶碱还可能诱发头痛、失眠等症状，反而加重了身心的负担，违背了饮茶养生的初衷。

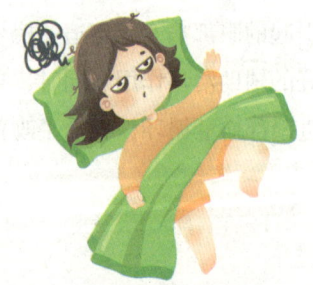

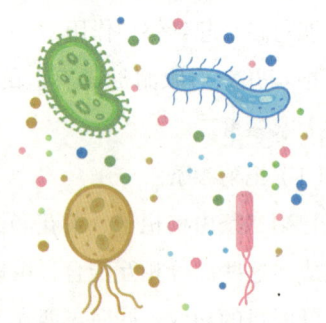

2 忌隔夜

关于隔夜茶，营养学与食品安全的角度给出了明确的指引：不宜饮用。这主要基于两大原因：首先，茶叶在长时间的浸泡过程中，其内含的多种营养成分，如维生素、氨基酸等，会随时间逐渐流失，使茶水失去了原有的营养价值与滋养效果。其次，隔夜茶易于变质，成为细菌与霉菌滋生的温床。茶叶中的蛋白质与糖类物质，在适宜的温湿度条件下，一夜之间即可促使微生物大量繁殖，导致茶水变质，产生不良气味。饮用这样的茶水，极易对消化系统造成刺激与伤害，引发腹泻等不适症状。

因此，从维护健康的角度出发，应避免饮用隔夜茶，确保每次泡茶都能享受到茶叶带来的新鲜滋味与营养益处，同时，也体现了对茶文化精髓的尊重与传承。

3 忌冷茶

茶本质上属于温凉性质，但其冷

却后饮用可能会加剧体内的寒凉感，因此，在饮茶时应避免冷饮，这一观点在营养学中也得到支持。尤其在炎炎夏日，虽然人们常因高温酷暑而感到口渴难耐，倾向于选择冷饮如凉茶来解暑，但实际上，这是一种常见的误区。据医学研究证实，在夏季高温时，冷茶的解暑效果远不如热茶显著。饮用冷茶仅能在短时间内带来口腔及腹部的凉爽感，而热茶则能在饮用后约10分钟内有效降低体表温度1~2℃，展现出更好的解暑效能。

热茶之所以在解暑方面优于冷茶，主要归因于以下几点营养学原理：首先，热茶中的茶多酚、糖类、果胶、氨基酸等活性成分，在温热状态下能与唾液更充分地反应，不仅滋润口腔，还能激发体内清凉感，有助于心理层面的降温。其次，热茶具有良好的利尿作用，能促进体内多余热量及代谢废物的排出，从而降低体温。再次，热茶中的咖啡碱能调节体温中枢，同时茶中芳香物质的挥发也加速了体表的散热过程。此外，夏季饮用热茶能刺激汗腺分泌，加快体内水分蒸发，进一步促进体温下降。最后，相较于冷茶，热茶更能促进胃壁收缩，加速幽门开启，使茶中的有益成分更快被小肠吸收，有效缓解口渴并减轻高温带来的不适感。

❹ 忌送药

茶水中含有的鞣酸成分能与多种药物发生化学作用，产生难以溶解的沉淀物。这些沉淀物不仅可能干扰药物的正常吸收，还可能降低或改变药物在体内的生物利用度，从而影响治疗效果。

茶水中所含的咖啡因对中枢神经系统具有兴奋作用。当与镇静催眠药或中枢镇咳药同时服用时，咖啡因可能会削弱这些药物的治疗效果，因为它们的作用方向相反。此外，咖啡因还可能增强某些具有中枢兴奋作用的药物的效果，导致过度兴奋、睡眠障碍（如失眠）、血压升高等不良反应，从而增加患者的健康风险。

因此，从营养学和药理学的角度来看，在生病期间，特别是正在服用药物时，建议尽量避免饮茶，更不应使用茶水来送服药物，以确保药物能够充分发挥其治疗作用，同时减少潜在的不良反应。

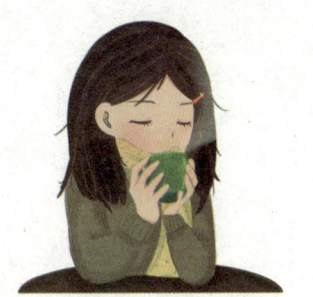

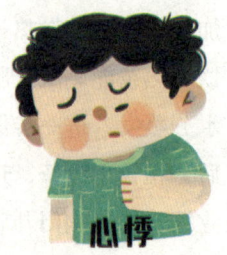

5 忌空腹

空腹时,胃中含有大量胃酸。茶叶中的某些成分,如鞣酸,可能会刺激胃黏膜分泌更多胃酸,导致胃酸过多,进而引发胃部不适,如胃痛、恶心等。

茶叶中的鞣酸能与食物中的铁、锌等矿物质结合,形成不易被人体吸收的化合物。空腹喝茶时,这些矿物质可能因缺乏食物中的其他成分而更容易与鞣酸结合,导致营养吸收不良。

空腹时,茶叶中的咖啡因等成分会被迅速吸收,并刺激心脏,使心跳加快,增加心脏负担。对于心脏功能不佳的人群来说,这种刺激可能产生不良影响。

茶叶中的咖啡因等成分还能引起神经系统的兴奋。空腹时摄入过多咖啡因可能导致神经系统过度兴奋,出现失眠、心悸等症状。

6 忌饭后

很多人喜欢在吃饱饭之后马上喝上一杯茶来帮助消化,其实这样的做法非常不科学。饭后立即喝茶,大量的水进入正在消化食物的胃中,会冲淡胃分泌的消化液,从而影响了胃对食物的消化。

茶叶中含有大量的单宁酸(也称鞣酸),饭后喝茶会使胃中未来得及消化的蛋白质同单宁酸结合成一种不易消化的凝固物质,从而影响蛋白质的消化和吸收。

第二章　美颜瘦身的茶方

◎ 美容养颜

二香养颜茶

使用方法
每次15～25克,清晨煎服或泡水代茶饮,每日数次。

健康叮咛
热病及阴虚内热患者、孕妇、哺乳期妇女及未成年人慎用此方。

制作方法
①将丁香、沉香、生姜、红茶、盐、甘草捣成粗末,用开水冲泡10分钟。
②用茶漏滤取药汁,即可饮用。
③每日1剂,不拘时代茶饮。

茶方功效
此茶具有补脾、养血、健胃、安神、解郁之功效,久服令人容颜白嫩,皮肤细滑,皱纹减少。

茶方配料
丁香25克,沉香25克,生姜500克,红茶250克,盐100克,甘草150克。

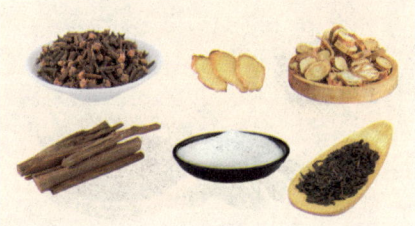

养血美颜茶

使用方法
代茶饮用,每日1剂。

健康叮咛
热病及阴虚内热患者慎用此方。

制作方法
①将青果、龙眼肉、枸杞子洗净,放入茶杯,加冰糖,用沸水冲泡。
②用茶漏滤取药汁,即可饮用。
③每日1剂,不拘时代茶饮。

茶方功效
此茶具有养血滋阴的功效。适用于美颜及皮肤保健,特别适用于阴虚、枯瘦、肌肤色泽不润之人饮用。常饮此茶能补虚损、长肌肉、益颜色,使气血充沛,容颜红润,精神饱满,容颜常驻不衰。

茶方配料
青果5克,龙眼肉5克,枸杞子6克,冰糖适量。

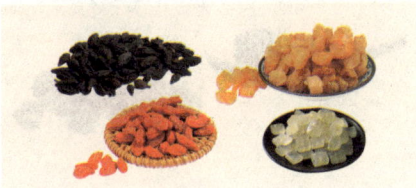

◎ 乌发

女贞桑葚茶

使用方法

频频饮用，于1日内饮尽。

健康叮咛

头晕目眩的原因很多，有因肝阳上亢引起者，有因血虚供养不足引起者，有因内风上旋引起者，本方所治之头晕目眩是为肝肾不足、阴液亏损所致。

制作方法

下述药材捣碎，置于热水瓶中，用沸水适量冲泡，盖闷约20分钟即可。

茶方功效

此茶具有养阴，滋补肝肾的功效，适用于肝肾阴亏，头晕目眩，两目干涩，腰膝酸软，或鬓发早白，早衰人群。

茶方配料

女贞子12克，桑葚子15克，炙首乌12克，旱莲草10克。

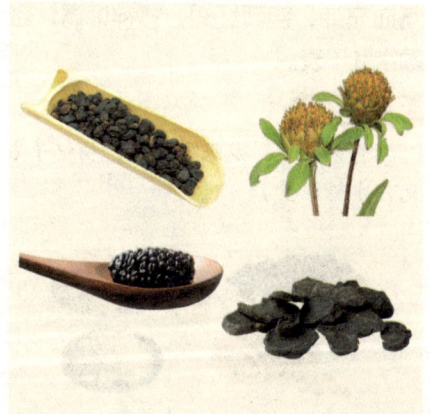

木耳芝麻茶

使用方法

每次饮用100～200毫升，可加白糖调味服用。也可将炒后的黑木耳与黑芝麻同生木耳一起加沸水冲泡代茶。

健康叮咛

慢性肠炎和便秘腹泻者不宜饮用此茶。

制作方法

①将砂锅置中火上烧热，然后放入黑木耳，不断翻炒，待黑木耳的颜色由灰转黑略带焦味时，起锅装入碗内待用。

②锅再置火上入黑芝麻略炒出香味，后掺入清水约1500毫升，并下入熟黑木耳，用中火煮沸约30分钟后离火，然后用清洁双层细纱布过滤，滤液装在碗中即成。

茶方功效

此茶具有滋补肝肾，益智强壮，软化血管，降低血胆固醇，乌发壮腰之作用，久服还可防止听力下降、老年痴呆症。

茶方配料

黑木耳60克，黑芝麻10克。

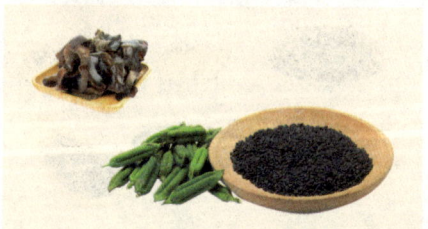

◎ 降脂减肥

山楂降脂茶

使用方法

当茶频饮，1日饮完。

健康叮咛

胃酸过高、有溃疡病者不宜饮用

制作方法

下述药材放入热水瓶中，冲入沸水大半瓶，塞盖10多分钟即可。

茶方功效

此茶具有消食、理气、降脂的功效，主治过食膏脂，血脂偏高，或伴见头昏脑胀，常觉口中黏腻或喉中多痰，或体偏肥胖，或平时胃酸偏低，纳谷呆滞，或伴脘闷不舒。

茶方配料

山楂7克，炒陈皮9克，红茶适量。

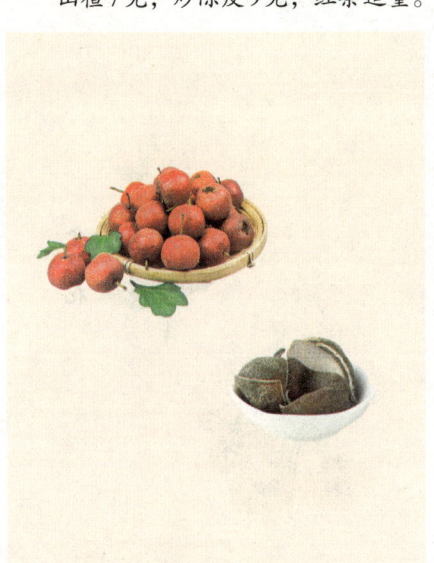

三花减肥茶

使用方法

频频饮用，每日1剂。

健康叮咛

阴虚口渴者不宜饮用。

制作方法

下述药材搓碎，置入热水瓶中，用沸水冲泡，盖焖10分钟即成。

茶方功效

此茶具有芳香化浊、行气活血的功效，主治肥胖症，体重超过正常标准，懒于行动。此方升清降浊，理气宽胸，活血降脂，肥胖体臃者饮用最合宜。

茶方配料

玫瑰花、茉莉花、玳玳花各2克，川芎6克、荷叶7克。

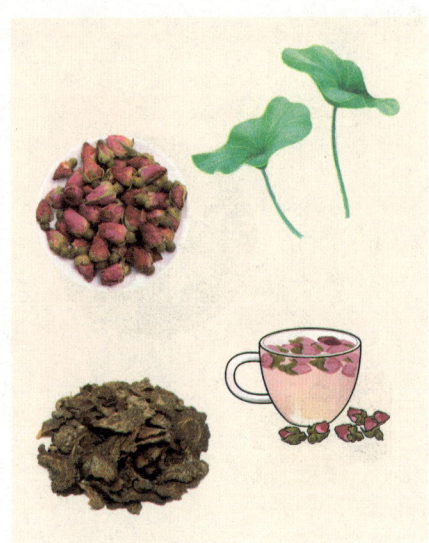

◎ 祛痘

百合养颜茶

使用方法

每日1剂，可多次冲泡，代茶直接饮用。

健康叮咛

此茶性寒，脾胃虚弱者应避免饮用。

制作方法

①将干百合混合红茶后，放入保温杯中，用200毫升沸水冲泡10分钟。
②饮用时加入蜂蜜即可。

茶方功效

此茶饮具有清热润肺、养心安神、养颜抗衰的功效，女性常饮可以排毒祛痘，美容养颜。

茶方配料

干百合5克，红茶3克，蜂蜜10毫升。

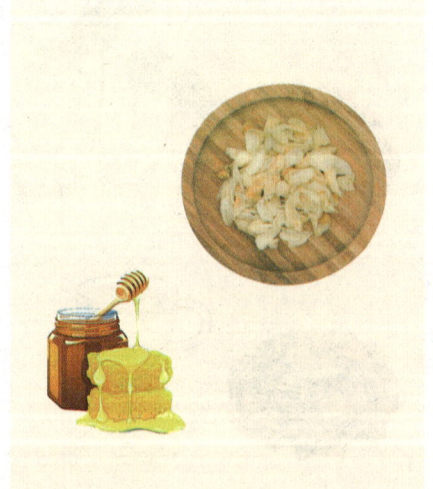

银菊战痘茶

使用方法

代茶饮用，每日1剂。

健康叮咛

脾胃虚寒、腹泻、手脚冰凉者不宜饮用。

制作方法

沸水冲泡即可。

茶方功效

此茶饮具有清热泻火，消暑解毒的功效。适用于内火上炎引起脸上、胸部、背部长痘痘等需要清热泻火解毒的症状。

茶方配料

金银花、野菊花各10克，生甘草5克，冰糖适量。

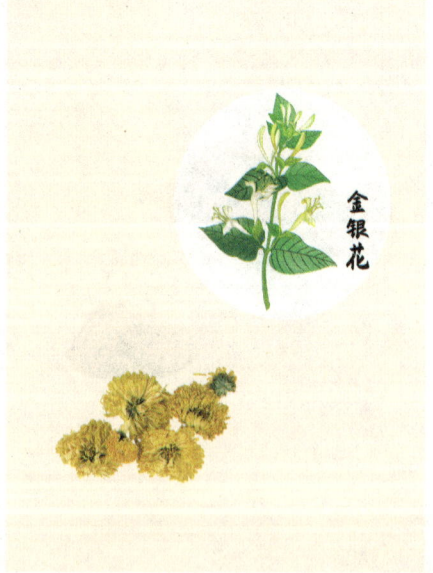

金银花

◎ 抗衰

刺五加茶

使用方法

代茶频饮,每日1剂。

健康叮咛

风湿性心脏病的人不宜饮用此茶。

制作方法

将下述药材切碎研末,用沸水浸泡即可。

茶方功效

刺五加能增强免疫功能,改善心、脑的供血状态,还有调整血压、助眠的作用。对性功能减退、阳痿早泄等症亦有很好的治疗作用。此外,刺五加还有抗疲劳作用,其提取物的兴奋作用较人参强。

茶方配料

刺五加30克。

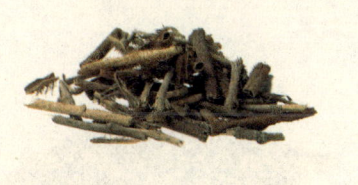

决明子茶

使用方法

代茶饮用,每日1剂。

健康叮咛

容易腹泻和胃痛的人不宜饮用此茶。

制作方法

①将拣净的决明子微火炒之,用铲勤翻动,炒爆至嫩黄色为度。沏茶时,取20克至茶杯中,用开水冲浸,与泡茶相似。

②20分钟后,茶色由淡黄渐深,有香味溢出。

③再次冲水时,则呈深黄色,浓如琥珀,芬芳沁人。

茶方功效

决明子含大黄素、决明素、大黄酚等物质,对视神经有保护作用,可治疗白内障、青光眼、眼结膜炎等,并有降低血清胆固醇与降血压的功效,对防治血管硬化与高血压病有一定疗效。适宜于中老年人长期服用。

茶方配料

决明子20克。

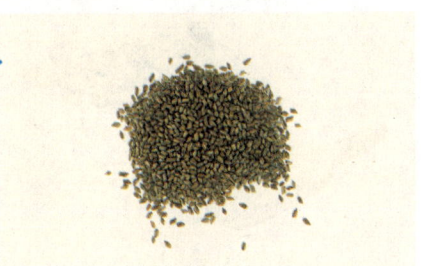

第三章　滋养五脏的茶方

◎ 养心安神

代参茶

使用方法

频频代茶饮用，每日 1 剂。

健康叮咛

此茶对于中老年人朋友不宜过量饮用。

制作方法

下述药材捣碎，纳入热水瓶中，冲入适量沸水，盖闷 15~20 分钟即可。

茶方功效

此茶具有益气健脾、养心安神的功效，适用于头昏，面色萎黄，饮食欠佳，四肢乏力，夜寐多梦，动则心悸，如贫血、体质虚弱、神经衰弱等。

茶方配料

炒党参 20 克，炙黄芪 30 克，炒白术 12 克，龙眼肉 15 克。

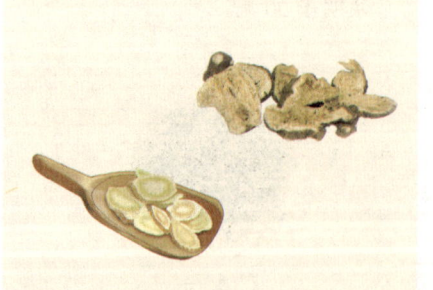

柏子仁茶

使用方法

代茶饮用，每日 1 剂。

健康叮咛

患有腹泻、呼吸道内痰液多、肠胃不好的患者不宜饮用此茶。

制作方法

将本品炒香为度，然后轻轻捣破，开水泡饮。

茶方功效

此茶具有养心安神、润肠通便的功效，适用于血虚心悸、失眠盗汗等症。

茶方配料

炒柏子仁 15 克。

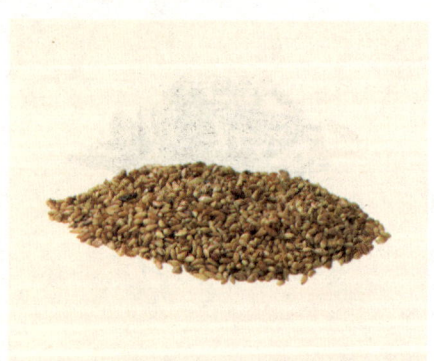

◎ 疏肝解郁

当归郁金楂橘饮

使用方法

每日1剂,分2~3次内服。

健康叮咛

处于妊娠期者不宜饮用此茶。

制作方法

①煎煮完成后,用漏网或纱布过滤掉药材残渣,取澄清的汤汁。

②饮用时可根据个人口味适量加入蜂蜜或红糖调味,但不宜过甜,以免影响药效。

茶方功效

此方具有疏肝解郁、理气消滞的功效,适用于胸脘痞闷,呕恶,口苦,食欲不振,时欲叹息。

茶方配料

当归、郁金各12克,山楂、橘皮各25克。

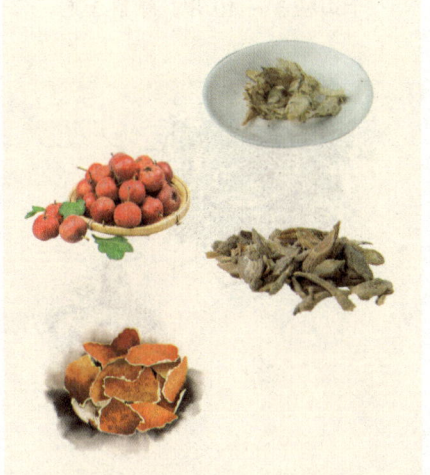

金香茶

使用方法

分3次内服,或当茶饮。

健康叮咛

处于妊娠期者不宜饮用此茶。

制作方法

每日1剂,煎取药汁。

茶方功效

此方具有疏肝解郁、理气消滞的功效,适用于肝郁气滞型脂肪肝。

茶方配料

郁金、香橼皮、木香各10克。

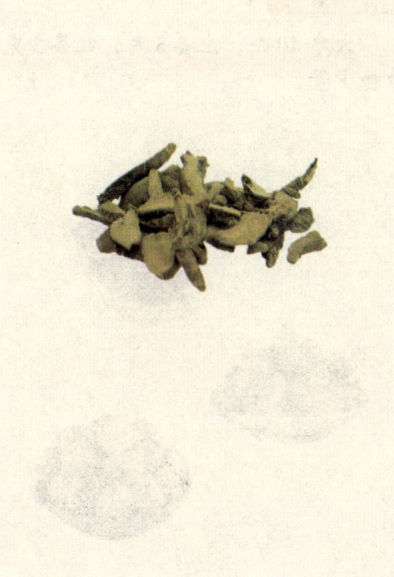

◎ 健脾养胃

生姜大枣茶

使用方法
每日1剂，分3次服饮。

健康叮咛
不可大量饮用，湿气重、体质燥热、孕妇人群忌用。

制作方法
①大枣去核，洗净，与姜片一起，加水500毫升。
②煮沸5分钟后，再加入红茶浸泡3分钟。
③加入红糖拌匀即成。

茶方功效
生姜大枣茶具有和胃、健脾补血、助消化的功效，适用于食欲不振、贫血、反胃吐食、面色无华等症状。

茶方配料
大枣10个，生姜5片，红茶3克，红糖少量。

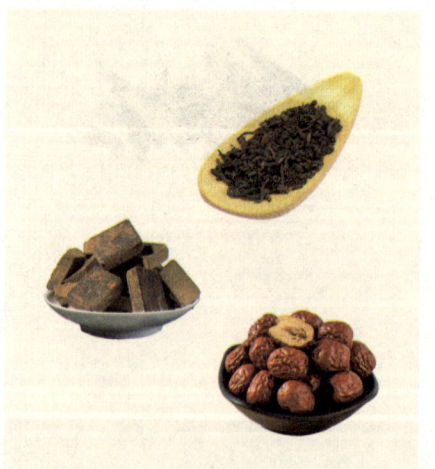

山楂茶

使用方法
每日1剂，可反复冲泡，代茶频饮。

健康叮咛
不宜空腹饮用此茶。

制作方法
①将山楂与绿茶一同放入杯中。
②冲入250毫升沸水，闷泡5分钟即可。

茶方功效
山楂是一种很好的消食药，能消化饮食、导行积滞，特别善消肉食积滞。现代研究表明，山楂中含有山楂酸、柠檬酸、维生素C等成分，能增加胃中消化酶的分泌，促进消化，所含解脂酶能帮助消化脂肪类食物。

茶方配料
干山楂5～10片，绿茶3克。

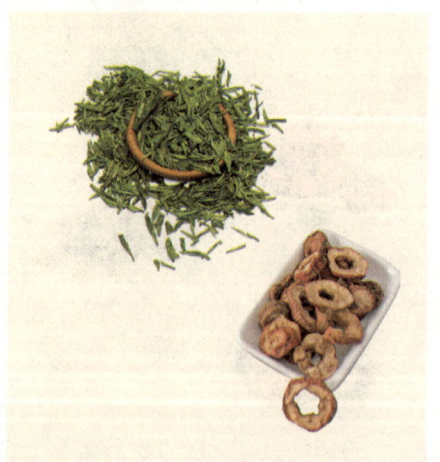

◎ 润肺止咳

宁咳止喘茶

使用方法
分作3次温服,不可过热。

贮藏方法
即时冲泡,不可贮藏。

健康叮咛
脾胃消化能力较弱者不宜饮用此茶。

制作方法
①先将怀山药入水中煎煮,澄清后取清汤1大碗,再将甘蔗汁、石榴汁以及鸡子黄一同兑入。
②不停搅拌调匀即可。

茶方功效
此茶具有润肺止咳、养阴敛肺的功效,主治津液不足,肺燥干咳,缠绵日久,久治不愈,渐至咳喘并作等。

茶方配料
生怀山药50克,甘蔗自然汁30克,酸石榴自然汁18克,生鸡子黄4枚。

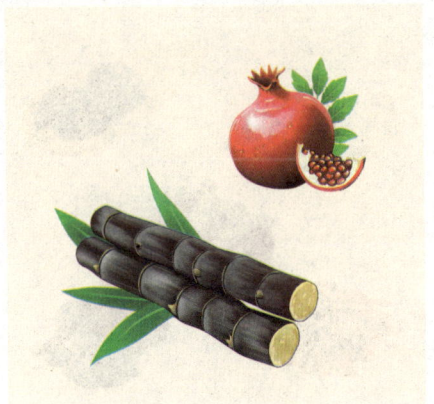

百日咳茶

使用方法
代茶饮用,每日1剂。

健康叮咛
百日咳恢复期多表现为肺阴不足,或脾肺气虚,非茶方所宜。

制作方法
先将杠板归炒适度后,加冰糖适量,水煎代茶温服。

茶方功效
此茶具有清肺化痰、解痉止咳的功效,可用于百日咳的初咳期及痉咳期。

茶方配料
杠板归干品30克。

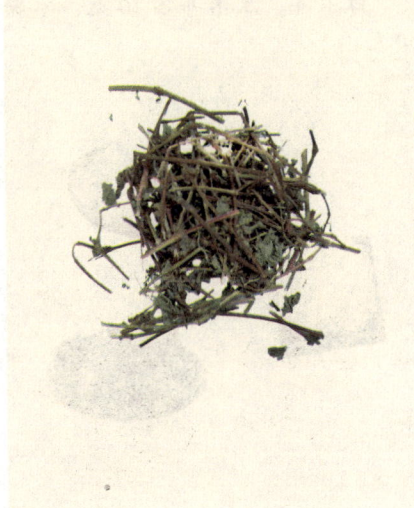

◎ 滋阴补肾

双耳茶

使用方法

将木耳及汤汁，分1~2次服用。每日1剂。

健康叮咛

此茶不宜与茶叶同时饮用。

制作方法

①将两种木耳用温水泡发，拣去杂质，洗净，放入碗内，再加入冰糖，加水适量，置于蒸锅中。

②盖上碗盖，约蒸1小时许即成。

茶方功效

此茶具有滋阴补肾、润肺的功效。主治老年高血压、动脉硬化、眼底出血，辨证属肾阴亏虚者和咳嗽、咯血、痰少而干或有喘息，辨证属肺阴虚者。

茶方配料

白木耳、黑木耳各10克，冰糖30克。

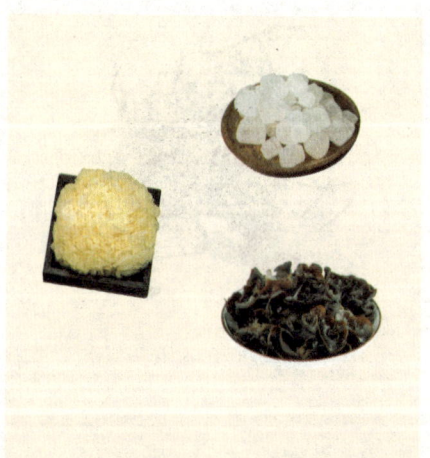

王母桃茶

使用方法

代茶饮用，于1日内饮完。

健康叮咛

胃酸过多者不宜饮用此茶。

制作方法

下述药材共研为粗末。每日用40~60克，置于热水瓶中，冲入适量沸水，加盖闷泡20多分钟，即可开始饮用。

茶方功效

此方具有健脾运中、温补肝肾的功效，主治肾阳不振，腹冷腰酸，腿膝软弱，阳痿早泄；或见失眠，梦遗；或肝肾虚亏，头晕目眩，全身乏力，腰腿酸软，胃口欠佳，纳谷不香；或消渴，体瘦。

茶方配料

白术、熟地各60克，何首乌、巴戟天、枸杞子各30克。

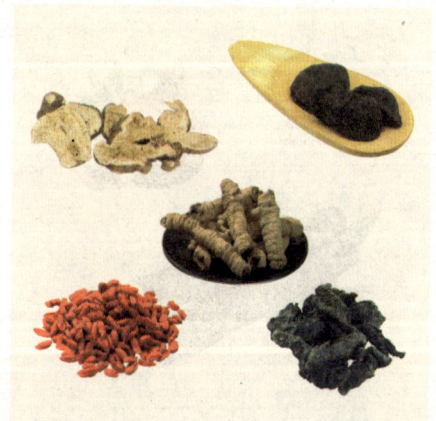

第四章 养生保健的茶方

◎ 清热解毒

丝瓜茶

使用方法
每日1剂，不拘时饮服

健康叮咛
不宜空腹饮用此茶。

制作方法
将丝瓜切片，加盐煮熟，茶叶以沸水冲泡5分钟后取汁，倒入丝瓜汤内即可。

茶方功效
此汤具有清热解毒、止咳化痰、利咽的功效，适用于急慢性咽喉炎、咽痒不舒、扁桃腺炎及支气管炎、咳嗽等。

茶方配料
丝瓜200克，茶叶5克，食盐少许。

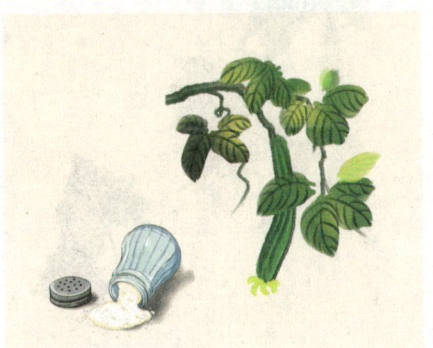

金银花茶

使用方法
每日2剂，多次服饮。

健康叮咛
此茶不宜冷饮，不宜长期饮用。

制作方法
共用沸水冲泡5分钟即可。

茶方功效
此茶具有清热解毒、辛凉解表的功效，适用风湿感冒初起。

茶方配料
金银花20克，茶叶5克。

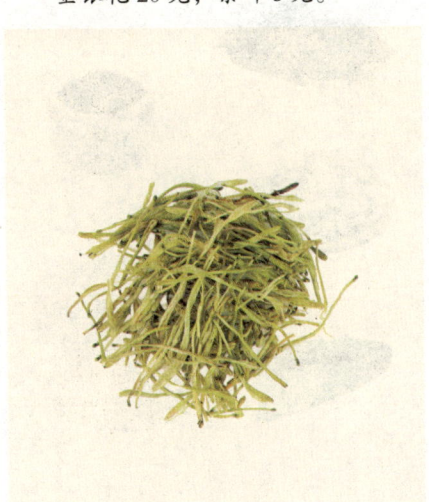

◎ 解表祛暑

香薷茶

使用方法
每日1剂，多次服饮。

健康叮咛
风热感冒患者慎用。

制作方法
将下述药材入水中煎煮即成。

茶方功效
此茶具有清热解毒、祛暑利湿的作用，治疗小儿暑热症。

茶方配料
香薷3克，青茶1克，六一散3克，扁豆衣5克，西瓜翠衣5克。

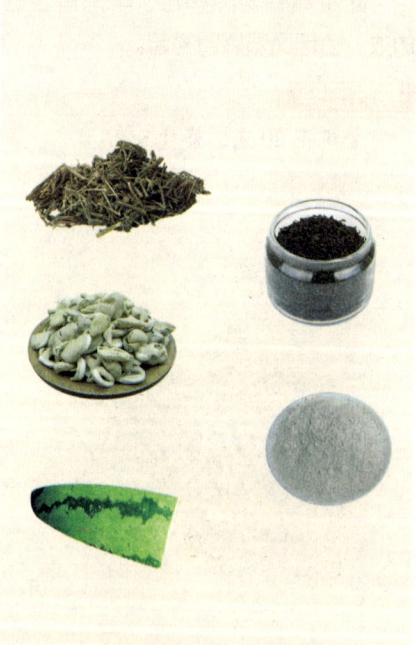

三叶茶

使用方法
代茶频频饮服，每日1剂。

健康叮咛
脾肾虚寒者忌用。

制作方法
下述药材洗净，加水适量共煎汤。

茶方功效
丝瓜叶性味甘平，有清热解毒、利湿化痰的功效；苦瓜，又名凉瓜、癞瓜，系葫芦科苦瓜属植物，性味甘苦寒，其叶清热解毒；荷叶性味苦平，有解暑、清热、开胃进食、散瘀止血的功效。三药同用，意在清暑解毒，可作为治疗小儿夏季热的清凉饮料。

茶方配料
丝瓜叶、苦瓜叶、鲜荷叶各30克。

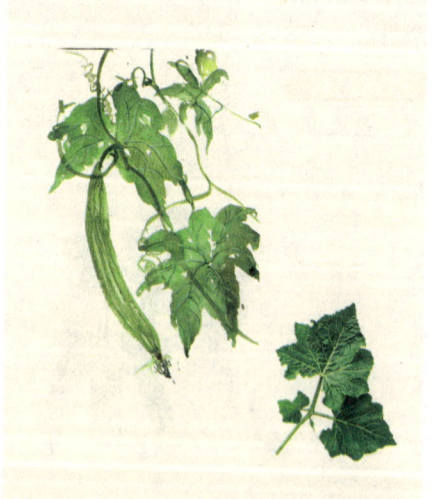

◎ 祛风除湿

羌活豨莶草茶

使用方法
代茶饮用，每日1剂。

健康叮咛
此茶不宜过量饮用。

制作方法
下述药材加水适量，煎煮20分钟后出汁，加糖适量代茶饮用。

茶方功效
此茶具有祛风除湿、通络止痛的功效，适用于颈肩背、上肢麻木疼痛等症。

茶方配料
羌活9克，豨莶草12克。

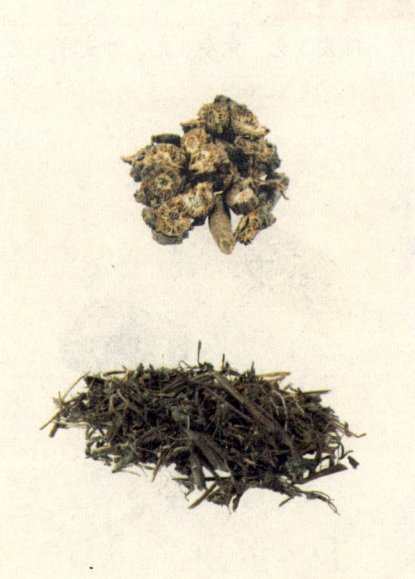

桂枝木瓜茶

使用方法
代茶饮用，每日1剂。

健康叮咛
阴虚火旺者不宜饮用此茶。

制作方法
桂枝、宣木瓜、川牛膝三药加水适量煎煮15分钟，过滤取汁，冲泡乌龙茶饮用。

茶方功效
此茶具有温经通络、祛风除湿的功效，适用于风寒阻络型膝关节劳损等症状。

茶方配料
桂枝、宣木瓜、川牛膝各12克，乌龙茶6克。

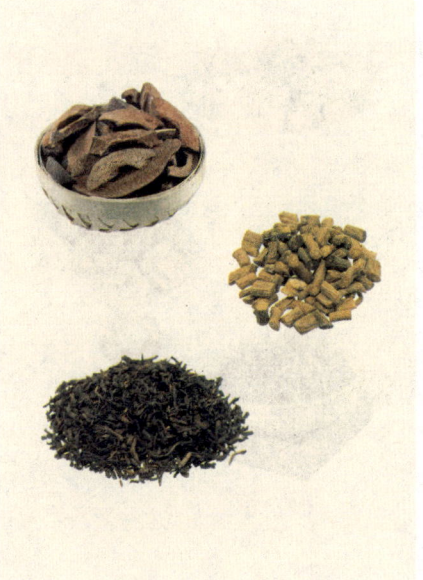

◎ 泻下消食

菊花山楂茶

使用方法
多次服饮，每日1剂。

健康叮咛
不要空腹饮用此茶。

制作方法
混合后用沸水冲泡10分钟即可。

茶方功效
此茶具有清热、降痰、消食、健胃的功效，适用于高血压、冠心病、高血脂症等症状。

茶方配料
菊花10克，山楂10克，茶叶10克。

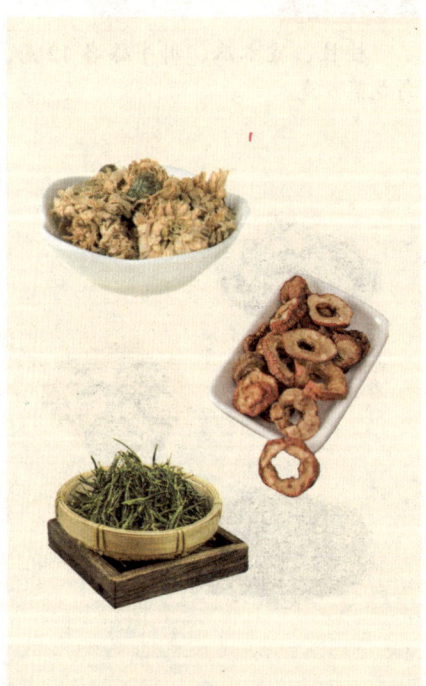

陈皮党参麦芽茶

使用方法
代茶饮用，每日1剂，于餐后饮用1次。

健康叮咛
时常上火的人要少喝此茶为宜。

制作方法
①将下述材料用茶包包好，放入保温杯中。
②加入200毫升沸水，加盖闷泡15分钟即可。

茶方功效
陈皮性温，味辛、苦，其气味芳香，长于理气，能入脾、肺，适用于脾胃气滞、胃肠胀气等症状。

茶方配料
陈皮3克，党参3克，炒麦芽3克。

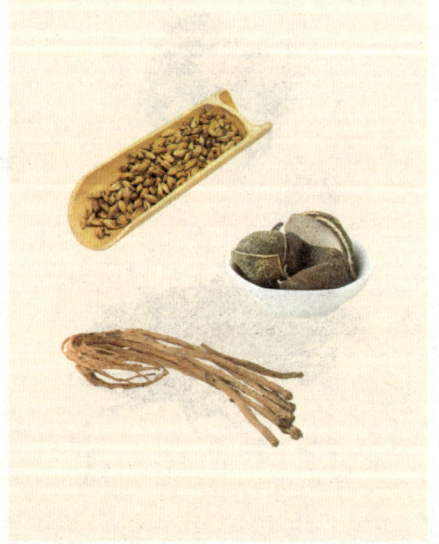

◎ 止咳化痰

罗汉果菊花茶

使用方法

每日1剂,多次服饮。

健康叮咛

脾胃虚寒者不宜饮用此茶。

制作方法

共研成细末,装入纱布袋,每袋20克,用沸水冲泡5分钟即成。

茶方功效

此茶具有润肺、止咳、降脂的功效,适用于高脂血症。

茶方配料

普洱茶、菊花、罗汉果各适量。

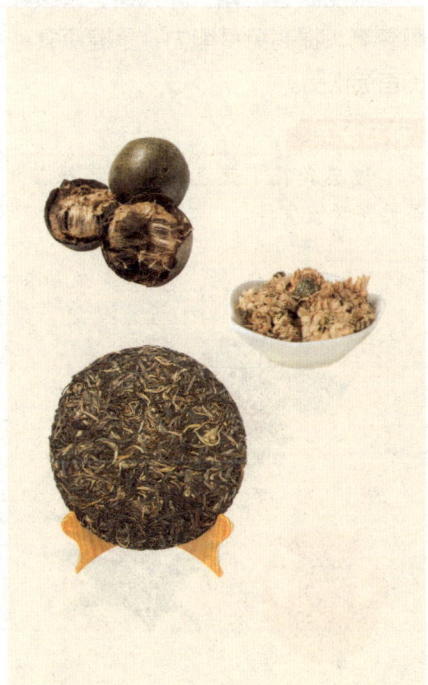

萝卜茶

使用方法

代茶饮用,每日2剂。

健康叮咛

脾胃虚寒者不宜饮用此茶。

制作方法

①将白萝卜切片煮烂。茶叶用沸水冲泡。

②取茶汁,将茶汁倒入熟萝卜中,加盐调味即成。

茶方功效

此茶具有清火、止咳、平喘、理气、开胃的功效,适用于气管炎咳嗽多痰的症状。

茶方配料

白萝卜100克,茶叶5克,食盐适量。

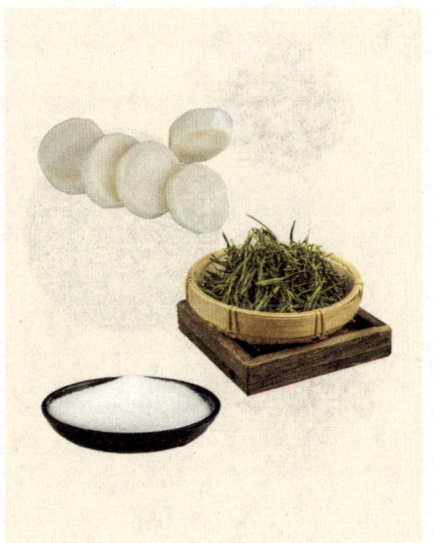

◎ 理气补血

二花茶

使用方法

每日1剂，多次温服，最好在行经前几天开始服，连服4~6天。

健康叮咛

孕妇应避免饮用此茶。

制作方法

混合后用沸水冲泡10分钟即成。

茶方功效

此茶具有活血、祛瘀、理气、止痛的功效，适用于气凝血瘀引起的痛经、闭经、经色暗或夹块。

茶方配料

玫瑰花9克，月季花9克，红茶3克。

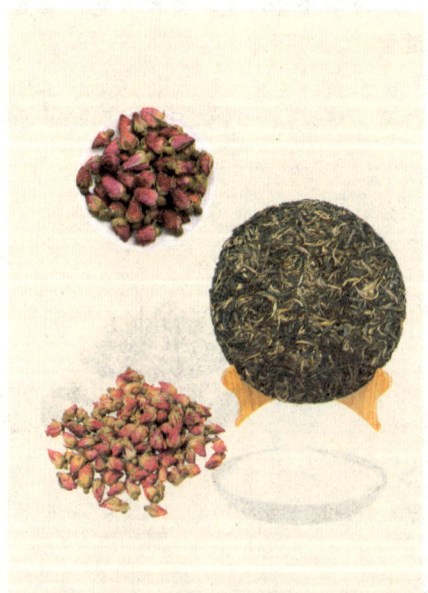

勿忘我花茶

使用方法

代茶饮用，每日1剂。

健康叮咛

孕妇应避免饮用此茶。

制作方法

①将勿忘我花与绿茶置于杯内，以热开水冲泡。

②约等3分钟，让勿忘我花入味后，再加入蜂蜜即可。

茶方功效

此茶具有清热解毒、清心明目、滋阴补肾、养颜美容、补血养血的功效，并能促进机体新陈代谢，延缓细胞衰老，提高免疫能力，是健康女性的首选饮品。

茶方配料

勿忘我花（蓝色）适量，绿茶1茶匙，蜂蜜少许。

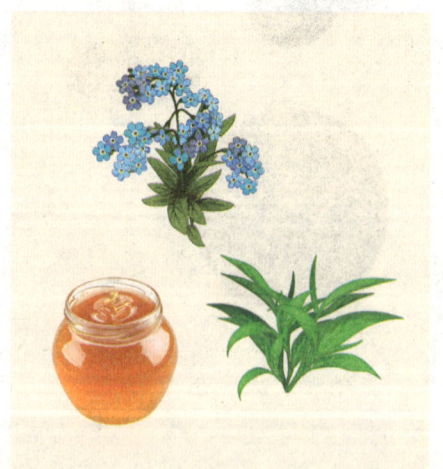

◎ 利水消肿

桂花黄芪茶

使用方法

代茶饮用，每日1剂，不限时间一次饮完。

健康叮咛

过敏体质者容易对药物、食物、气味、花粉等过敏，常见病有麻疹、过敏性紫癜、过敏性咳嗽和哮喘等。经常喝桂花黄芪茶可以起到一定的预防过敏的作用。

制作方法

将黄芪和桂花放入保温杯中，倒入200毫升沸水，闷泡10分钟即可饮用。

茶方功效

桂花黄芪茶可镇定神经、缓解机体的过敏反应，促进机体各项功能恢复。黄芪有补气固表、利水消肿、排毒的作用，不仅能舒缓紧张情绪，还可以散寒破结、化痰止咳、清热解毒。

茶方配料

黄芪5克，桂花3克。

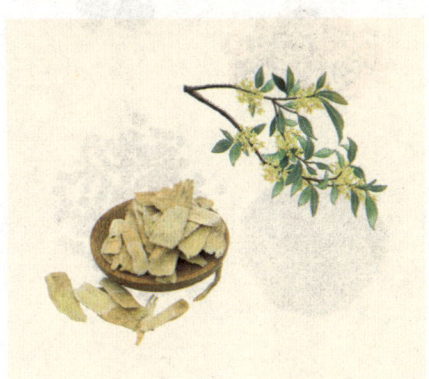

冬瓜皮姜茶

使用方法

冲泡1次，每日1剂。

健康叮咛

腹泻便溏者不宜饮用此茶。

制作方法

①将冬瓜皮切丝，生姜切片，一起放入杯中。

②加入200毫升沸水冲泡，闷5分钟即可。

茶方功效

生姜具有解毒、抑菌、散寒、降血压、降血脂、减肥的功效；冬瓜皮具有清热利水、消肿、通小便、泄泻的功效。两者合用，通便泄泻，对减肥有一定的作用。

茶方配料

冬瓜皮10克，生姜3克。

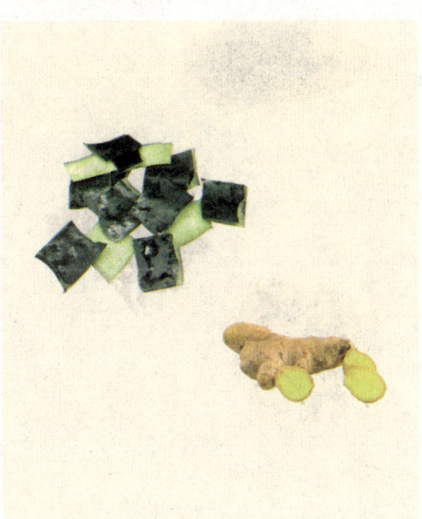

◎ 收敛固涩

益智缩泉茶

使用方法

不拘次数，代茶频频温服。每日1剂。

健康叮咛

膀胱湿热证或下焦蓄血证者不宜饮用此茶。

制作方法

下述药材共为细末，置保温瓶中，用适量沸水冲泡，盖闷20分钟。

茶方功效

此茶具有温补脾肾、固摄缩泉的功效，适用于小儿因脾肾虚寒所致的遗尿、尿频，甚则小便不禁者。

茶方配料

益智仁、金樱子各6克，乌药5克。

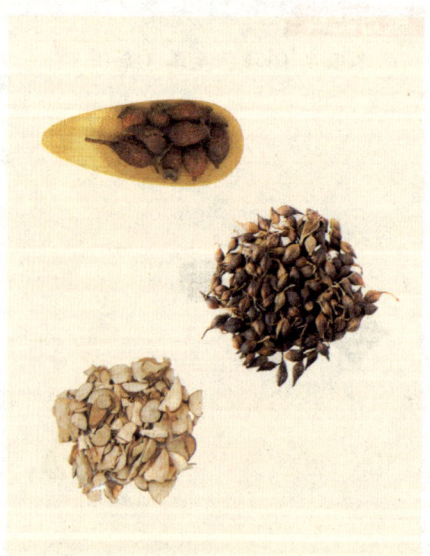

五子补肾茶

使用方法

代茶饮用，每日2剂。

健康叮咛

肾阴虚患者不宜饮用此茶。

制作方法

研细末。每剂12克，以沸水冲泡即可。

茶方功效

此茶具有扶阳固涩的功效。适用于男女久不生育，男性遗精、阳痿、早泄等。

茶方配料

菟丝子、枸杞子各250克，覆盆子125克，车前子60克，五味子30克。

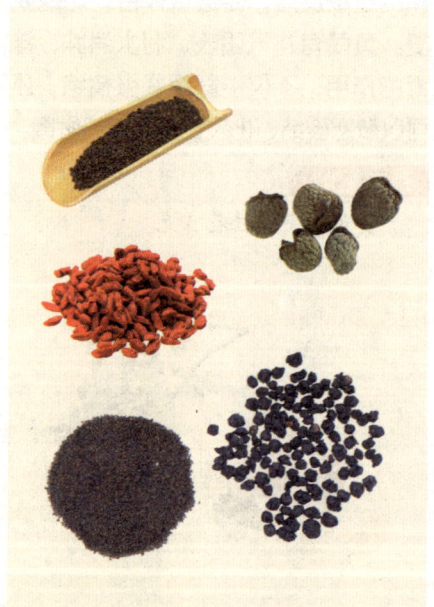

◎ 清热理气

洛神花茶

使用方法
代茶饮用,每日1剂。

健康叮咛
饭后1小时引用可加速消化,每天1杯可保消化系统健康。

制作方法
将洛神花置于杯内,以热开水冲泡。

茶方功效
此茶具有清热解渴、助消化、清心降火、补气养血、消除疲劳的功效。适用于止咳、降血压等症状。

茶方配料
洛神花100克。

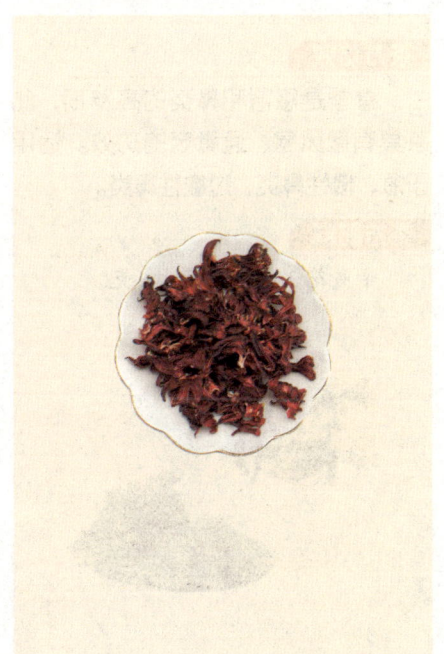

金银花甘草茶

使用方法
代茶饮用,每日1剂。

健康叮咛
体质弱、寒气重的人不宜饮用此茶。

制作方法
金银花、甘草洗净,加适量水煮半小时,滤渣取汁饮用。

茶方功效
此茶具有清热解毒、消暑祛火、美容养颜的功效,对改善内热、脾胃虚弱、倦怠乏力、咳嗽痰多有不错的效果。

茶方配料
新鲜金银花50克,甘草20克。

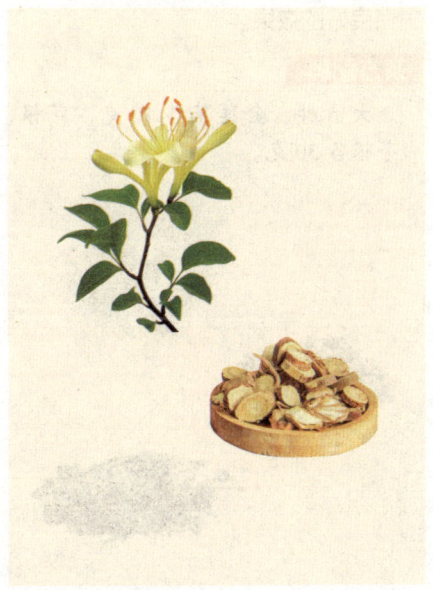

第五章　四季滋养茶方

◎ 春季养生茶方

青莲二根茶

使用方法

代茶饮用，每日1剂。

健康叮咛

体质偏寒或经常手脚冰凉的人不宜饮茶。

制作方法

加开水适量即可。

茶方功效

此茶具有清热解毒的功效，有助于远离春瘟的作用。对于防治温病热病有良好的效果。

茶方配料

大青叶、金莲花各10克，芦根、白茅根各30克。

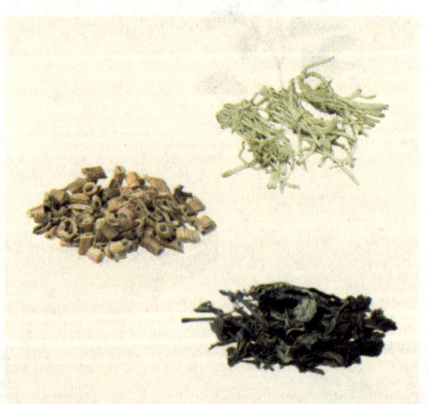

辛夷茶

使用方法

代茶饮用，每日1剂。

健康叮咛

春天出现类似感冒的症状时，例如流鼻涕、打喷嚏、鼻塞等，就可以饮用辛夷茶。

制作方法

下述药材2味共制粗末，包纱布，以沸水冲泡。

茶方功效

春季是感冒和鼻炎的高发期，此茶具有散风寒、通鼻窍的功效。适用于急、慢性鼻炎，过敏性鼻炎。

茶方配料

辛夷花3克，紫苏叶6克。

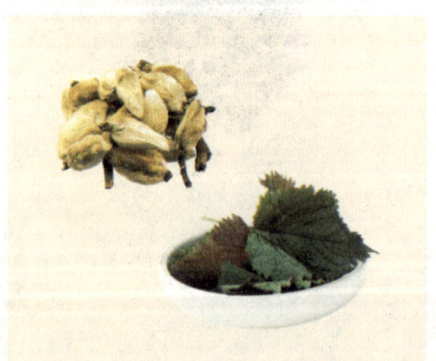

核桃茶

使用方法

代茶饮用,每日1剂。

健康叮咛

核桃茶性质偏温,易上火体质者饮用此茶要适量。

制作方法

①将核桃仁碾成粉。

②将下述的几种材料与核桃粉混合,加入适量的水,煮20分钟左右即可。

茶方功效

此茶具有补脑益智、补肾强腰、敛肺定喘的功效,同时对于肾虚引起的腰痛、腰膝酸软等症状有一定的缓解作用。

茶方配料

红茶3克,核桃仁3克,红枣2枚,桂圆肉3克。

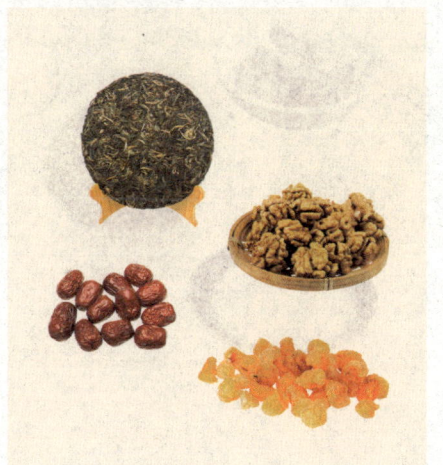

柠檬薰衣草茶

使用方法

代茶饮用,每日1剂。

健康叮咛

柠檬薰衣草茶性质偏凉,胃寒或腹泻人群饮用此茶要适量。

制作方法

将薰衣草和柠檬片放入茶杯中,加入热水闷泡5~10分钟即可饮用。如果是与柠檬汁一起搭配,待茶呈淡绿色即可。

茶方功效

此茶具有缓解焦虑、促进消化、排毒养颜、改善睡眠的功效,能缓解春困之症。

茶方配料

柠檬1~2片(或柠檬汁),薰衣草花蕾2克。

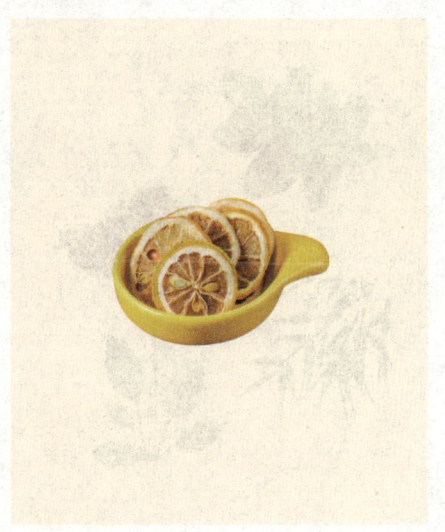

◎ 夏季养生茶方

薄荷香茶

使用方法
代茶饮用，每日1剂。

健康叮咛
制作这道茶一定要注意，薄荷要最后加入，这样才能发挥它辛凉解表的功效。

制作方法
将香薷、淡竹叶、车前草洗净，放入容器中，加沸水适量，闷泡5~10分钟，然后放入洗净的薄荷，再盖闷5分钟即可。

茶方功效
此茶具有消暑清热的功效。适用于暑热、胸闷烦渴、小便短赤等症。

茶方配料
薄荷4克，香薷、淡竹叶各3克，车前草5克。

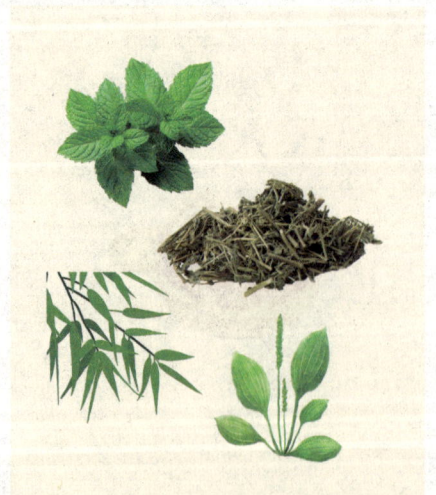

绿豆酸梅汤

使用方法
代茶饮用，每日1剂。

健康叮咛
一般成人每周喝2~3次，每次1碗即可。

制作方法
下述药材2味洗净，置容器内，用沸水冲泡2小时后取汁，再调入白糖即可。

茶方功效
此茶具有清热解暑的功效，是夏季的常用饮料。适用于治疗暑热、烦躁、燥热等症。

茶方配料
绿豆100克，酸梅50克，白糖适量。

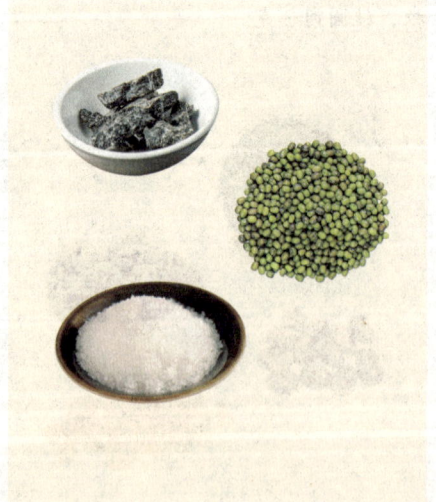

清暑茶

使用方法

代茶饮用,每日1剂。

健康叮咛

葛粉性寒,胃寒的人饮用此茶要适量。

制作方法

①先用凉开水将葛粉调成稀糊状。
②再将荷梗、西瓜翠衣洗净后切碎。
③将荷梗、西瓜翠衣煮水,煮沸后取汁,冲调葛粉,调入白糖后即可。

茶方功效

此茶具有清热解暑、益气养阴的功效,主治小儿夏季发热;亦主治发热日久不退、口干烦渴、神疲纳减等。

茶方配料

鲜荷梗1尺,西瓜翠衣30克,葛粉20克,白糖适量。

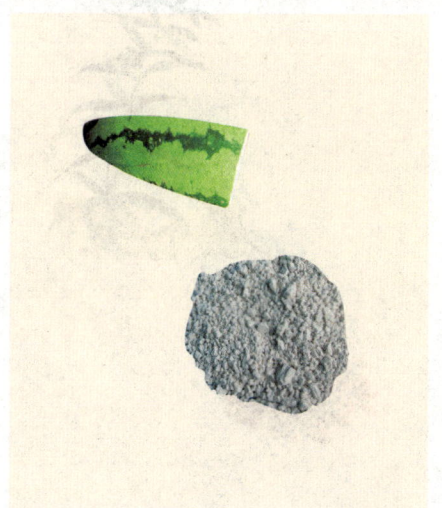

蚕茧枣豆茶

使用方法

代茶饮用,每日1剂。

健康叮咛

痰热证者避免饮用此茶。

制作方法

水煎代茶饮。

茶方功效

《本草纲目》说蚕茧"煮汁饮,止消渴、反胃";红枣健脾而调和营卫;扁豆健脾又化湿浊,故此茶具有益气清暑、健脾和中的功效。适用于夏季烦热、口渴多饮、尿频量多、神倦乏力、纳呆便溏者。

茶方配料

蚕茧10个,红枣15个,扁豆10克。

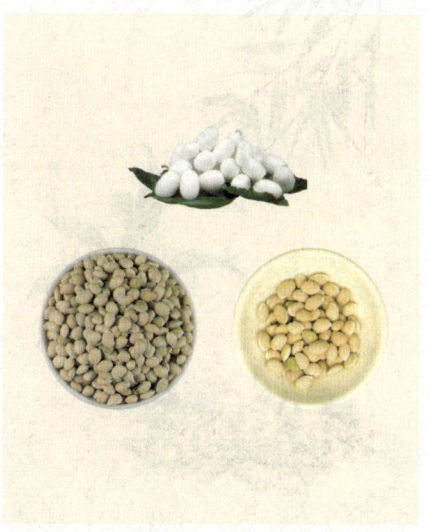

◎ 秋季养生茶方

枇杷竹叶茶

使用方法

代茶饮用，每日1剂。

健康叮咛

肾亏尿频者不宜饮用此茶。

制作方法

下述药材洗净，入容器中加沸水冲泡10分钟，去渣滤汁，趁热加入适量白糖搅匀即可。

茶方功效

秋燥最伤肺，容易引起咳嗽咳痰，此茶具有清热生津、解表除烦的功效。适用于肺胃热邪引起的发热咳嗽、咳痰黏稠、口渴津少等症。

茶方配料

枇杷叶、竹叶、芦根各8克。

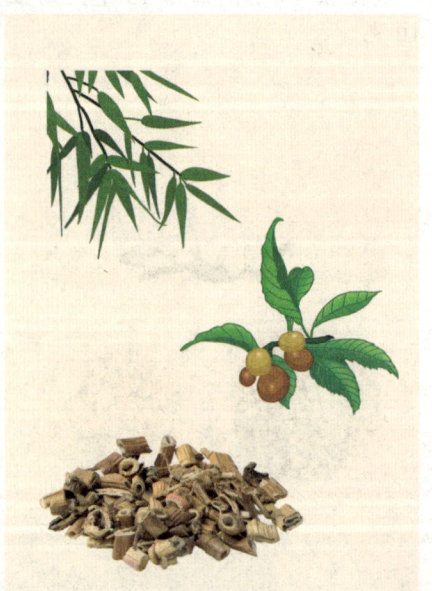

黄精枸杞茶

使用方法

代茶饮用，每日1剂。

健康叮咛

黄精性平，但由于其具有一定滋补效果，长期大量摄入也可能导致上火，所以不建议本身上火者使用。

制作方法

将黄精、枸杞放入杯中，开水冲泡即可。

茶方功效

此茶具有补气养阴、滋补肝肾、提高免疫力等功效，适用于气阴两虚引起的疲劳、乏力、口干等症状。

茶方配料

黄精2克，枸杞3克。

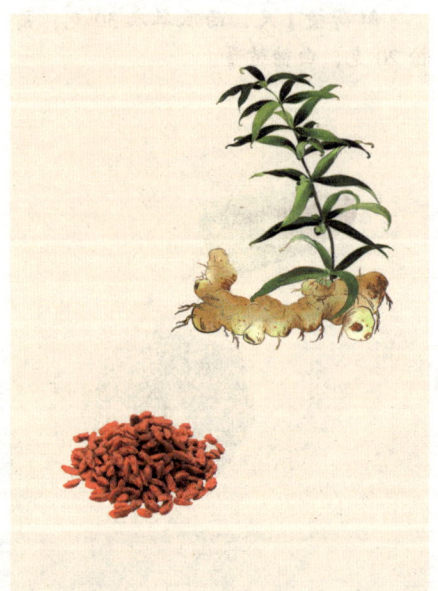

◎ 冬季养生茶方

三子养肾茶

使用方法
代茶频饮，每日1剂。

健康叮咛
脾胃虚寒泄泻及阳虚者忌服。

制作方法
煎汤取汁即可。

茶方功效
冬季养生应以养肾为主，此茶具有补肾益精的功效。适用于肾虚腰痛、下肢酸软、耳鸣头晕等症。

茶方配料
女贞子、旱莲草、枸杞子30克，白菊花10克。

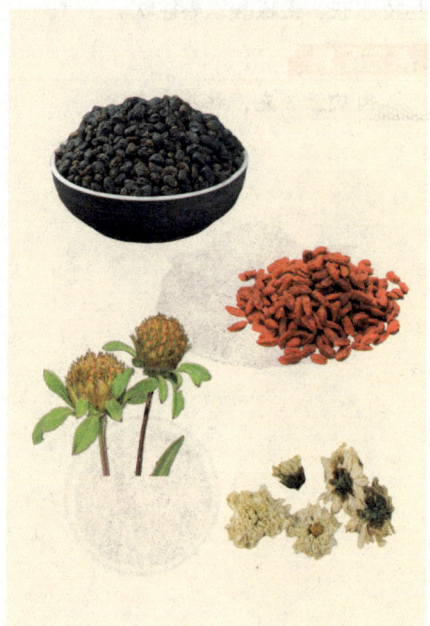

乌胡止痛茶

使用方法
每日1剂，3~5天为1个疗程。

健康叮咛
此茶虽能改善痛经，但也要注意防寒保暖和适当运动。

制作方法
下述药材共研细末，沸水冲泡即可。

茶方功效
冬季痛经是女性个人体质虚寒，加之外部寒冷致使子宫受凉所致，此茶具有行气止痛的功效。用于因受寒所致的痛经患者。

茶方配料
乌药、延胡索、香附各10克，肉桂3克。

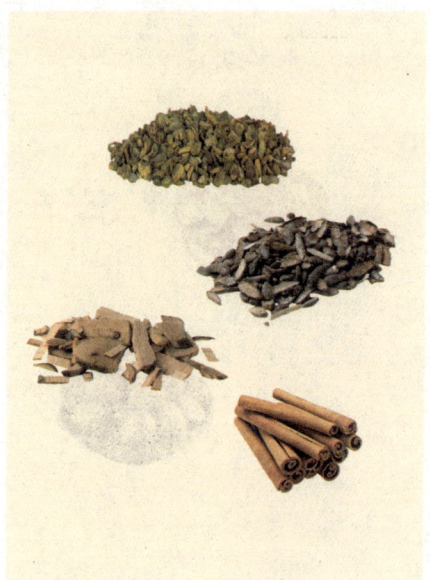

黄芪红枣茶

使用方法

代茶饮用,每日1剂。

健康叮咛

黄芪具有止血的功效,月经期间的女性应避免饮用此茶。

制作方法

将黄芪、红枣放入杯中,冲入沸水泡10分钟即可。

茶方功效

立冬需要补充热量,此茶具有补气养血、健脾养胃、增强免疫力的功效,有助于促进血液循环和补充血液中的营养成分,提高脾胃功能。

茶方配料

黄芪2克,红枣3枚,白糖适量。

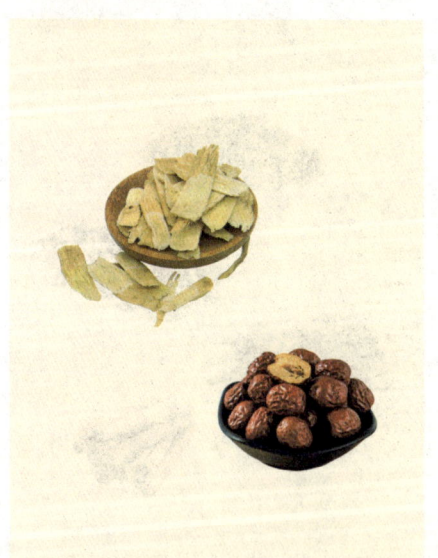

肉苁蓉红花茶

使用方法

代茶饮用,每日1剂。

健康叮咛

肉苁蓉属于温热之品,容易助阳产热。因此,内火旺盛的人群不宜饮用此茶。

制作方法

将肉苁蓉和红茶一起放入杯中,冲入沸水,泡10分钟即可。

茶方功效

冬季是需要补肾壮阳的季节。此茶具有补肾助阳、活血化瘀、润肠通便的功效,有助于改善肾阳虚引起的四肢冰凉、腰膝酸软等症状。

茶方配料

肉苁蓉3克,红花3克。

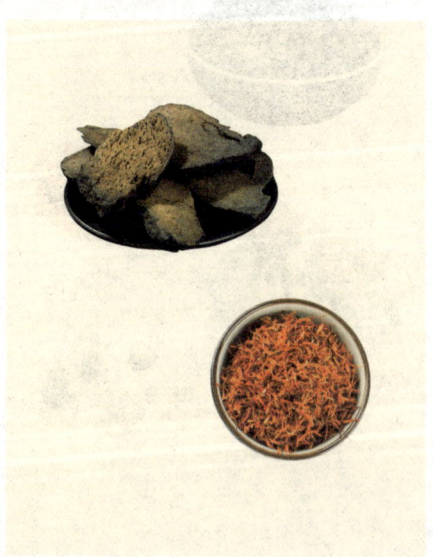

第三篇 药酒

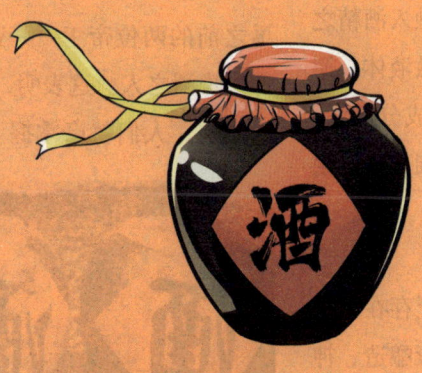

第一章　药酒的相关知识

◎ 药酒的起源与命名

中国是酿酒历史最悠久的国家之一，中华药酒文化源远流长。早在春秋时期，就有关于药酒的记载。至今，中华药酒在国内外医疗保健领域中仍享有盛誉，为人类的健康事业作出了重要贡献。这一宝贵的文化遗产值得我们进一步研究和发扬光大。

1 药酒的起源

药酒，指的是将药材融入酒精之中，经过浸泡后得到的清澈液体，简而言之，即是融合了药物成分的酒。鉴于药酒的制作以酒为基础，其诞生自然不会先于酒的存在。

（1）酒的起源

关于酒的起源，历史上存在多种说法，包括仪狄创制、杜康酿造、神农发明、酒星赐予及猿猴偶然发现等。其中，仪狄酿酒的故事流传最广：相传在夏禹时期，有位名叫仪狄的酿酒师，他酿制了一种名为"醪"的美酒，口感甘美，自认为是一大创举，便将其献给大禹。

然而，大禹品尝后却得出了两个结论：一是要疏远仪狄这种阿谀奉承之人；二是预见到酒可能导致国家灭亡。后来，商纣王确实因"酒池肉林"的奢侈生活而亡国。尽管仪狄酿酒的故事很有传奇特色，但未能得到确切证明。据孔子后裔孔鲋的考证，在大禹之前的两位帝王——帝尧与帝舜，都是嗜酒之人。这表明，早在大禹时代之前，人们就已掌握了酿酒技术。

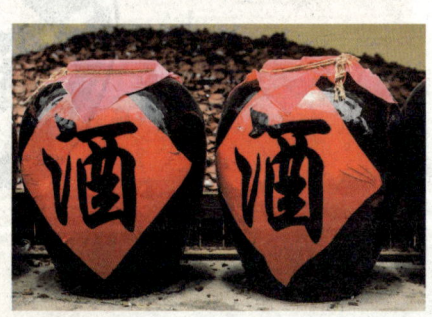

因此,仪狄可能只是位集大成者的酿酒师,他汇总前人智慧,改进了酿酒工艺,最终酿出了美味的酒醪。考古发现也证实,在龙山文化早期(距今约5000年),人们已开始使用谷物酿酒。据此可以推断,我国酒的使用历史至少已有5000年。

(2)药酒的起源

将酒与药物巧妙融合,是我国古代劳动人民的智慧结晶。

早在殷商时期,我们的先祖便已掌握了制作药酒的技术,如利用郁金酿造"鬯"酒。进入周代,朝廷特设"酒正"与"食医"之职,正式将酒纳入医疗保健体系进行管理。及至秦汉时期,中医经典之作——《黄帝内经》,作为现存最早的医学典籍,不仅记录了药酒配方,如"鸡矢醴",还设有专门篇章探讨酒在防病治病中的作用,即"汤液醪醴论"。

此外,长沙马王堆汉墓中出土的《五十二病方》也记载了大量药酒治病的实例,而同时出土的《养生方》

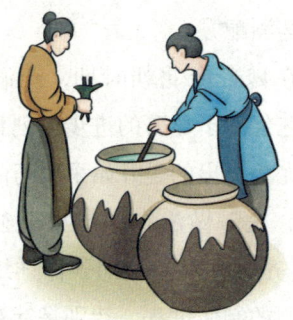

与《杂疗方》则详细描述了药酒的酿制工艺。其中,《养生方》中的"醪利中"第二章,更是详尽地记载了药酒的制作流程、服用方法及功效主治,成为我国最早且完整的药酒酿制记录。

至汉代,药酒被视为肠胃疾病的理想疗法,正如《史记》中的《扁鹊仓公列传》所述:"其在肠胃,酒醪之所及也"。此外,药酒还被应用于外科手术的麻醉过程中,例如《列子》的《汤问篇》里就记述了扁鹊使用含有毒性的酒来使鲁公扈与齐婴陷入昏迷状态,进而为他们进行开胸探心的手术。同时,汉代还出现了最早的药酒治疗记录,比如西汉时期的名医淳于意,他利用三石药酒成功治愈了济北王的"风蹶胸满"病症,以及用莨菪酒解除了菑川王美人的难产之苦。与此同时,药酒的配制方法也得到了极大的丰富和发展,例如《伤寒杂病论》一书中就收录了诸如红蓝花酒、麻黄醇酒汤、瓜蒌薤白白酒汤等

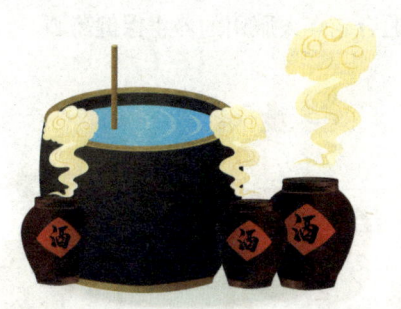

多种药酒配方。

在魏晋南北朝时期，药酒的制作技艺经历了显著的进步与创新，其中，尤为突出的是开始采用药曲进行酿酒，这一做法在酿酒史上独树一帜。《齐民要术》这部著作详细阐述了药酒的制作过程，特别是针对浸药专用酒，从曲种的选择到具体的酿造步骤均有详尽说明，并创新性地提出了热浸法制作药酒。同时，《肘后备急方》也记录了诸如海藻酒、桃仁酒、金牙酒、猪胰酒等多种药酒配方，以及浸渍、煮制等多种制作药酒的方法。《本草经集注》则进一步探讨了药酒的浸制技术，其明确指出有71种药物不适宜用于浸制药酒。此外，这一时期的药酒制作技术还传播到了日本、朝鲜、印度等国家，其影响力可见一斑。

隋唐时期，药酒的种类变得更加繁多，应用范围也显著扩大，伴随着使用经验的不断积累。尤为值得一提的是，《千金方》在这一领域记载最为详尽，其中收录了超过80个药酒配方，涵盖了补益强身、内科疾病、外科创伤、妇科疾病等多个方面。《外台秘要》一书中设有"古今诸家酒方"章节，收录了11个药酒处方和2个药酒医案，对药酒的酿造工艺进行了全面而细致的记述。

宋元时期对药酒的认识上升到了新的阶段，不仅提出药酒能养阳通脉、适合治疗病久邪深的疾病（《圣济总录·治法·汤醴》），而且强调药酒少饮为佳、过度伤生（《饮膳正要》）。在这一时期，发明了隔水加热的煮酒法，提出了加热杀菌贮存药酒（比欧洲早数百年），出现了我国现存最早的论酒专著——《酒经》（又名《北山酒经》）。而且药酒种类大大增加，《太平圣惠方》《圣济总录》《太平惠民和剂局方》《三因极一病证方论》《普济本事方》《严氏济生方》等均载有药酒配方，数量达数百种。同时，出现了养身延年、美容保健等方面的药酒。如《养老奉亲书》《饮膳正要》《御药院方》等就收载了许多适合老年人服用的养生保健药酒。

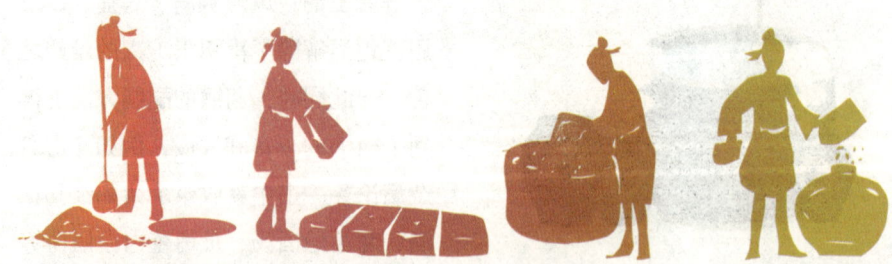

在元都北京，羌族的枸杞酒、地黄酒，大漠南北各地的鹿角酒、羊羔酒，东北各族的松节酒、松根酒、虎骨酒，南方的五加皮酒、茯苓酒，西南的乌鸡酒、腽肭脐酒等也曾流行一时。

明代，药酒的应用达到了前所未有的广泛程度。宫廷内特设御酒房，推出了诸如"满殿香"等享誉京城的宫廷养生保健酒品。同时，市井作坊也开始制作并出售成品药酒，形成了诸如正月椒柏酒、端午菖蒲酒、中秋桂花酒、重阳菊花酒等一系列深受民众喜爱的传统节令药酒。

在此期间，药酒的配方数量持续增长。《奇效良方》《普济方》《医学全录》《证治准绳》以及《本草纲目》等医学典籍均收录了大量的药酒配方，这些配方既包含了前人的经典之作，也涵盖了当时人们的创新成果。特别是《本草纲目》，其中辑录了200多首药酒方，仅在《谷部·卷二十五·酒》一章中，就列举了69种药酒，并对药酒的制作方法和服用方式进行了精辟的论述。此外，《医方考》收录了7种药酒，《扶寿精方》则收录了9种药酒，而《万病回春》和《寿世保元》两部著作更是收录了近40种药酒。值得一提的是，这些药酒大多以烧酒作为基质酒，这与先前以黄酒为基质酒的做法有着明显的不同。

到了清代，药酒领域又迎来了新的发展机遇，配方数量持续攀升。《医方集解》《随息居饮食谱》《医宗金鉴》《良朋汇集经验神方》以及《同寿录》等医学著作中，均记载了许多新创制的药酒配方。在这一时期，药酒的应用不仅局限于治疗疾病，养生保健酒更是风靡一时，尤其是宫廷中的补益酒，其发展达到了前所未有的高度。乾隆皇帝常饮的松龄太平春酒，就是一款对老年人诸虚百损、关节酸软、食欲不振、睡眠不实等症状均有显著治疗效果的保健药酒。至此，药酒已经发展成为一种相对完善和成熟的养生治病方法，深受人们的信赖和喜爱。

到现代，中医药事业迎来了前所未有的蓬勃发展，药酒的研发与制作亦取得了显著成就。随着理论研究的不断深入，对传统中药名酒的药理、毒理及有效成分有了更为全面和深刻

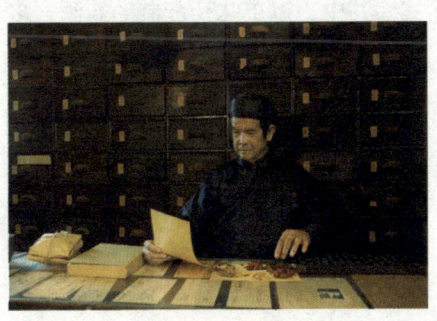

的认识。例如，通过临床与实验研究的结合，对五加皮酒、八珍酒、国公酒以及龟龄酒等传统药酒的功效与作用机制有了全新的理解，这为它们的应用拓展与疗效提升提供了科学依据。

在制备工艺方面，渗漉法等新型制酒工艺的发明与应用，不仅大幅降低了药酒的生产成本，还显著提高了药酒的功效与品质。

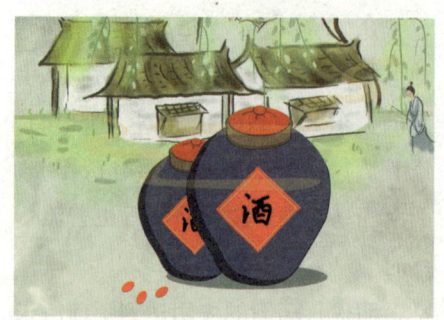

在马王堆出土的医药帛书中得到了印证，其中所记载的药酒方均无名可考。这种不特定命名的传统，在唐代的部分方书中仍有所保留，如《备急千金要方·脾脏方》与《外台秘要》中，就可见到未具名的药酒方剂。

然而，随着医学知识的积累与文化的演进，药酒命名开始呈现出多样化的特点。最早的有名可考的药酒，据现有文献记载，可追溯至《黄帝内经》中的"鸡矢醴"与《金匮要略》中的"红蓝花酒"。这些名称往往以单味药或方剂中的主药为命名依据，为后世药酒命名奠定了重要基础。

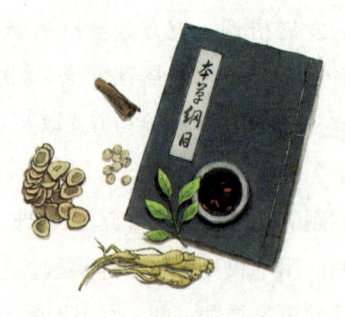

如今，药酒规范已被正式纳入药典，国家中医药管理部门也公布了允许用于制作药酒的中药材名单。这标志着药酒生产正逐步向标准化、工业化方向迈进，不仅更好地满足了人民群众的健康需求，还为药酒产业的国际化发展奠定了坚实基础。

❷ 药酒的命名

药酒，作为中医药文化中的瑰宝，其命名方式蕴含着丰富的历史与智慧。追溯至远古时期，药酒方或许并未被赋予特定的名称，这一特点

汉代以后，药酒命名的方法逐渐丰富起来，形成了多种传统命名方式。其中，以单味药配制的药酒，多直接以药名命名，如鹿茸酒、人参酒等，简洁明了。两味药制成的药酒，则多采用两药联名的方式，如五倍子白矾酒、人参鹿茸酒等，既体现了药物的组合，又便于记忆。

对于多味药制成的药酒，命名方

◎ 药酒的特色与作用

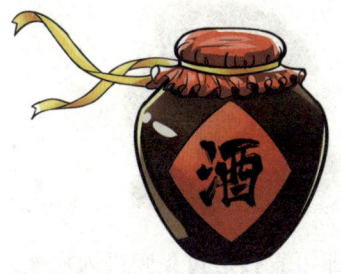

自古以来，药酒作为中华民族传统医学的瑰宝，凭借其独特的魅力与深厚的文化底蕴，在促进人类健康方面发挥着不可替代的作用。今天，我们就来深入探讨药酒之所以能在众多药物中脱颖而出，受到广泛欢迎的八大鲜明特点。这些特点不仅揭示了药酒对人类健康的多样益处，更体现了其在制作、应用及口感上的独特优势。接下来，让我们一起走进药酒的奇妙世界，逐一领略它的非凡之处。

1 药酒的特色

药酒之所以得以广泛应用，不仅在于它对人类健康带来的多方面益处，更在于其相较于其他药物所展现出的以下八大优势。

（1）制备简便

药酒的酿制过程极为简便，易于掌握，无需特殊工具或条件，非常适合家庭自制。

（2）调整灵活

药酒配方承袭了汤剂的优势，可根据季节变换、地域差异、个人体质及病情发展等因素灵活调整，使用极为灵活。同时，药酒中有效成分分布稳定，按量服用，治疗剂量相较于汤剂更易调控。

式则更为灵活。有的以其中一个或两个主药命名，如羌独活酒、仙茅益智酒；有的则采用易于记忆的方法，如五蛇酒、五花酒等，富有创意。此外，还有以人名为药酒名称的，如仓公酒、史国公酒等，这些名称往往是为了纪念某位名医或历史人物而命名，有时也与人名与药名或功效联名，以示其独特性与纪念意义。

功能主治也是药酒命名的重要依据。如安胎当归酒、愈风酒等，这些名称直接反映了药酒的主要功效与用途，便于患者根据需求选择。同时，还有以中药方剂的名称直接作为药酒名称的，如八珍酒、十全大补酒等，这些名称既体现了药酒的组成与功效，又易于人们理解与接受。

除上述传统命名方式外，还有一些药酒从其他角度进行命名。如白药酒、玉液酒、紫酒等，这些名称或寓意药酒的色泽、口感，或蕴含某种文化意蕴，使药酒的命名更加丰富多彩。

（3）使用范围广

药酒兼具预防与治疗双重功效，适用于预防、治疗、康复、保健及美容等多个领域，可应对内科、外科、妇科、儿科、皮肤科、骨科、五官科、肿瘤科等多种疾病，无论急性还是慢性病症均可使用。特别是保健类药酒，具有滋补气血、温肾壮阳、养胃生津、强心安神等功效，日常服用可调理脏腑、气血、阴阳平衡，增强免疫力，防病于未然；病时服用则能驱邪扶正，加速康复。

（4）口感宜人

多数中药口感苦涩，部分药物如地龙、蛤蚧、蝎子、蜈蚣等更有腥膻之味，难以入口。而酒能有效中和或掩盖这些不良气味，且多数药酒中添加了糖和蜂蜜，进一步改善了口感，更容易被患者接受。

（5）吸收快速

研究表明，药酒的治疗作用通常比汤剂快4至5倍。中医认为酒能入血，具有宣通走窜之性，能加速血液循环，使药物中的有效成分无需经过

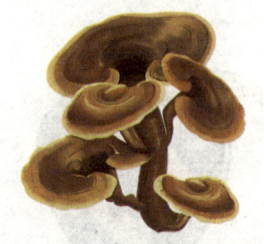

消化道即可直接透过黏膜进入血液，迅速发挥治疗作用，适合急需用药的情况。

（6）药效显著

酒具有引经作用，能引导药物直达病灶，针对性治疗某经病变。同时，酒作为有机溶剂，具有良好的渗透性，能深入药材组织细胞，溶解大部分水溶性及非极性有机物，最大限度地保留药物中的生物活性成分，提高有效成分浓度。

（7）服用方便

由于药酒能充分溶解中药有效成分，其有效剂量较汤剂、丸剂更高，使用更便捷。既可内服又可外用，避免了每日煎煮汤药的繁琐，随需随取。

（8）储存简便

药酒的盛装容器没有特殊要求，剂量可浓缩，且酒本身具有杀菌防腐作用，含20%酒精即可防腐，含40%以上酒精则可延缓多种药物成分水解，比其他剂型药物更稳定。而且配制得当、遮光密封保存，即使长时间存放也不易变质。

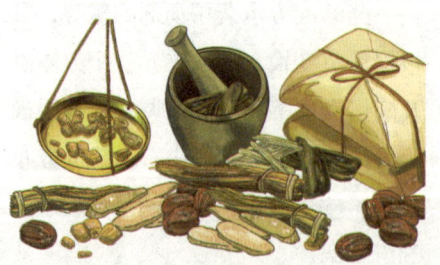

❷ 药酒的功效

在中国悠久的传统医药学中，药酒作为一种独特的剂型，承载着深厚的文化底蕴和医疗价值。酒，被视为水谷之气，性热味辛甘，不仅作为饮品，更在医药领域发挥着重要作用。它入心、肝、肾三经，具有畅通血脉、活血行气、祛风散寒、通络止痛等多重功效，是中医治疗和养生保健中不可或缺的一部分。

（1）传统视角下的药酒

传统医药学认为，药酒能够直接作为药物，治疗多种疾病。例如，对于寒滞经脉、瘀血内阻、风湿痹阻等引起的痛证、痹证，药酒能够发挥其温通经络、散寒止痛的作用。同时，它还能健脾养胃、杀虫辟瘴、消冷积，对于脾胃虚弱、食欲不振以及某些寄生虫病也有显著疗效。此外，药酒还能引药上行、助运药力，增强其他药物的疗效，减少不良反应。

在炮制药物时，酒也是不可或缺的重要辅料。它能增强药物的温阳散结、活血逐瘀作用，反佐或缓和苦寒药物的药性，使药物更好地发挥治疗作用。

（2）现代科学对药酒功效的解读

随着现代科学的发展，人们对药酒的功效有了更深入的认识。研究证实，适量饮用药酒对人体各个系统都有积极影响。

营养机体：黄酒、葡萄酒、啤酒等含有丰富的营养成分，如糖分、氨基酸、维生素、矿物质等，能够为人体提供丰富的营养，尤其对于中老年人来说，是补充营养的良好来源。

促进消化：酒精含量适中的药酒能够增加胃液和胃酸分泌，促进消化，提高食欲。这对于消化功能降低的中老年人来说，无疑是一种有效的辅助手段。

改善循环：适量饮用葡萄酒等药酒，能够增加血中的高密度脂蛋白，有利于胆固醇的代谢，减少血小板聚集和血栓形成，从而起到活血化瘀、预防心血管疾病的作用。

畅达情志：少量饮酒能够减弱大脑皮层的抑制功能，消除疲劳、振奋精神、减少抑郁，对于调节心理、缓和忧虑和紧张情绪具有积极作用。这对于长期处于孤独和紧张状态的人来说，是一种有效的心理调节方式。

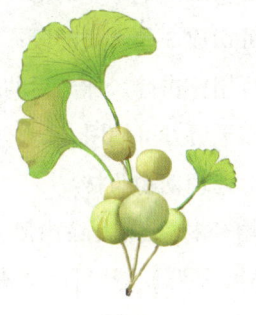

◎ 如何泡制药酒

泡制药酒，是决定药酒最后成品的质量好坏的重要环节。从器具挑选、药材准备到具体制作每一个步骤都需要精准到位。不熟悉泡酒酿制过程的人，可以先向其他有经验的人学习之后再实践，或者在专人指导下完成，以便更快掌握内容方法。本篇将告诉大家如何正确泡制药酒。

1 泡酒前的准备工作

在自制药酒之前，以下几项关键的准备工作必不可少，以确保药酒的安全有效与家庭制作的便捷性。

（1）确保环境清洁

制作药酒的场所必须保持高度清洁，遵循严格的卫生标准，实现"三无"状态：无尘埃、无沉积物、无污染。同时，制作人员也需保持个人卫生，非相关人员严禁进入制作区域。

（2）精选合适配方

药酒配方各异，制作工艺也有严格要求。若对药性、剂量了解不足，或缺乏药酒配制知识，切勿随意尝

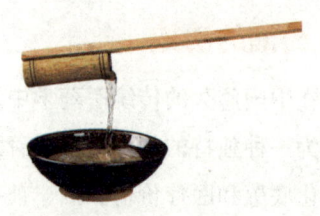

试。应根据家庭实际情况，选择安全可靠且适合的药酒配方。

（3）甄别酒水与药材

选购酒水时，务必辨别真伪，避免使用假酒，以免引发不良后果。同时，中药材的选用也需严谨，必须确保为正宗药材，避免假冒伪劣。对于民间验方中的药材，更需明确其名称、规格，以防因同名异物而误用。

（4）准备基质用酒

配制药酒时，可选用的酒类包括白酒、医用酒精（禁用工业酒精）、黄酒、葡萄酒、米酒和烧酒等。具体选择哪种酒，需根据配方需求和疾病情况而定。

（5）处理中药材

制作前，需将配方中的中药材切成薄片或捣碎成粒。对于坚硬的植物药材，可切成3毫米厚的薄片；草质茎、根可切成3厘米长的段；种子类药材则可用棒击碎。加工后的药材需洗净并冻干后方可使用。

（6）处理动物药材

动物药材需先去除内脏及污物（如毒蛇需去头），然后用清水洗净，

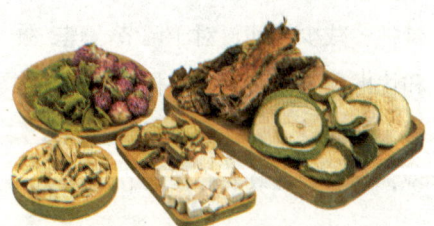

并通过火炉或烤箱烘烤,使其散发出微香。烘烤不仅能去除水分、灭菌,还能保持酒液的酒精浓度,同时使有效成分更易溶于酒中,增添药酒的香醇口感。

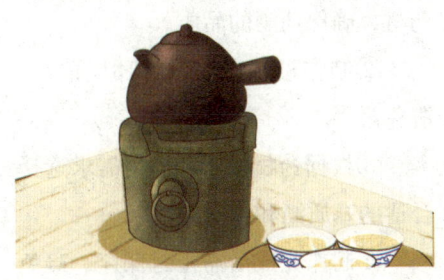

(7)选用合适工具

根据中医传统,除特殊药酒外,煎煮中药一般选用砂锅等非金属容器,以确保药酒的品质。

(8)掌握制作技艺

在自制药酒前,必须熟悉并掌握相关的配制常识和制作工艺技术,以避免因操作不当而引发不良后果。

❷ 药酒的具体制作方法

药酒,作为中医传统疗法的一种,不仅承载着深厚的文化底蕴,更在现代生活中以其独特的疗效受到人们的青睐。制作药酒,关键在于选材、工艺与细节的把握。

(1)选材与准备

制作药酒的首选基质酒为50度~60度的白酒,因其能有效杀灭药材中的病菌、有害微生物及寄生虫等,确保药酒的安全性。同时,高度酒还有助于药材中有效成分的溶出。对于不善饮酒或特定病情需求,可选用低度白酒、黄酒、米酒或果酒等,但浸泡时间需适当延长,或增加浸泡次数。

(2)制作方法

①冷浸法

冷浸法简单易行,非常适合家庭制作。以消脂酒为例,具体步骤为:将药材切薄片,装入洁净纱布袋中;将纱布袋放入容器,加入白酒,密封浸泡15日;取出纱布袋,加入蜂蜜混匀,即可饮用。

②煎煮法

煎煮法以当归荆芥酒为例,具体步骤为:将药材切薄片,放入砂锅,加入白酒;用火熬煮,至药液浓缩,即可取液饮用。

③热浸法

热浸法是一种古老而有效的药酒制作方法,具体步骤为:将药材和白酒放入砂锅或搪瓷罐中,再置于更大的盛水锅中炖煮;当药面出现泡沫时,离火趁热密封,静置半月左右;过滤去渣,即得药酒。

④酿酒法

酿酒法相对复杂,但制作出的药酒口感更佳,具体步骤为:将药材加水煎熬,过滤去渣后浓缩成药片,或

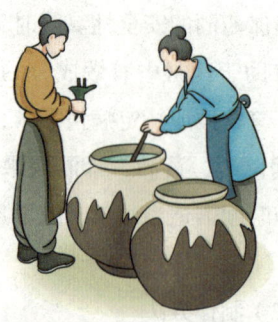

直接压榨取汁;将糯米煮成饭,与药汁、酒曲搅拌均匀;放入干净容器中,密封浸泡10天左右,待其发酵后滤渣,即得药酒。

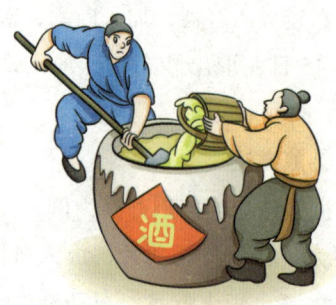

⑤渗漉法

渗漉法适用于药厂生产,具体步骤为:将药材研磨成粗粉,加入白酒浸润2~4小时;将浸润后的药材分次均匀装入渗漉器中,每次装好后压紧;罩好纱布,压上小石子,防止药粉浮起;慢慢加入白酒,当液体自下口流出时,关闭开关,将流出的液体倒回渗漉器内;加入白酒至高出药粉面数厘米,加盖放置1~2天;打开下口开关,使渗漉液缓缓流出,按规定量收集,加入矫味剂搅匀后密封静

置数日;滤出药液,添加白酒至规定量,即得药液。

(3)注意事项

在制作药酒时,需注意以下几点:

①药材需选用正宗、无污染的中药材,确保药酒的品质。

②制作过程中需保持环境清洁,避免污染。

③根据药材性质和病情需求选择合适的基质酒和制作方法。

④制作完成后需密封保存,避免阳光直射和高温环境。

通过掌握上述药酒制作方法,您可以在家中轻松制作出高品质的药酒,享受中医传统疗法的独特魅力。同时,也需注意药酒的适量饮用,切勿过量,以免对身体造成不良影响。

❸ 泡药酒所用器具

泡制药酒不仅要求精选上等药材与纯正酒液,更需配以适宜的器具,方能充分激发药材的药性,酿就益于身心的药酒。遗憾的是,很多人往往

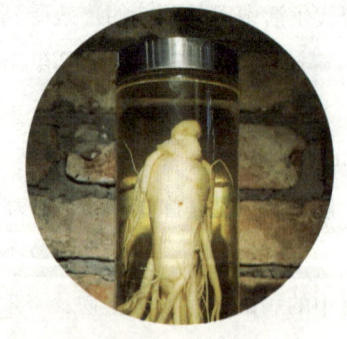

重视药材与酒质的选择,却忽略了容器的重要性,殊不知,器具选择不当,不仅无益于健康,反可能引邪入体,适得其反。

依据中医五行相生相克之理,泡药酒之首忌,就是使用塑料容器。因为塑料属于有机物,很容易受酒精这种有机溶剂影响,导致其中的化学成分溶解在酒中。久而久之,塑料老化分解,生出有害物质,与药酒的养生初衷背道而驰,最终有损人体之阴阳平衡。

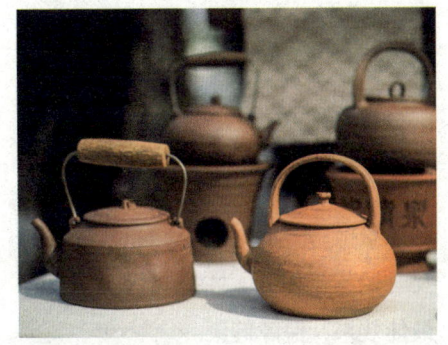

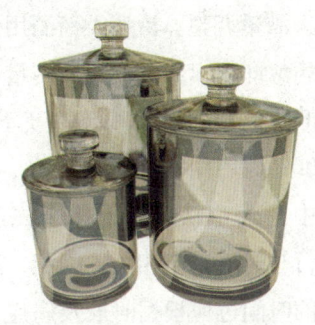

泡药酒的优选是玻璃和陶瓷容器。玻璃,源于自然之火土,性质稳定,不容易和酒液发生反应,确保了药酒的纯净。但是要切记一点,选用玻璃和陶瓷容器的时候,一定要以食品级为主,远离化工残留,才有养生的功效。

陶瓷质地温润,利于药性之渗透与释放。择陶瓷容器,需注重其密封性能,以防外界邪气侵入,同时便于药材之精华内聚。尤以口部易密封、质地细腻者为佳,避免粗陶之疏松,以免影响药酒的品质。如果药材需定期捞出,广口设计更为适宜,便于操作。

此外,中医强调"药食同源",泡药酒的容器,也要需考虑药材的特性。如果药材细碎,可以选择窄口容器,以免药渣混入酒液,影响口感和功效;如果需要长期浸泡,要定期清理药渣,选择广口容器更为适宜。

◎ 药酒的服用与贮藏

要充分发挥药酒的功效并确保其安全性,正确的服用方法与科学的贮藏方式两者缺一不可。在服用上,需根据个人体质、药酒成分及医嘱适量饮用,避免过量导致不良反应;同时,注意饮用时间与方式,以最大化药酒对身体的益处。而在贮藏方面,则需考虑温度、湿度、光照等因素,选择适宜的容器与环境,确保药酒品质稳定,避免药效流失或变质。

1 药酒的服用方法

服用药酒,首要选对种类,对症下药;其次需遵守服用原则,适量适时,方法得当;同时,注意避免禁忌,确保安全;最后,密切观察身体反应,及时调整。如此,才能确保药酒发挥最佳效果,保障健康。

(1) 精准选择药酒种类

药酒的选择应基于人体的实际需求。中医认为,人体状况大致可分为健康、垂病与生病三种。健康机体无需特别服用药酒,或仅选用养生酒以调和气血;垂病机体则适宜短期服用作用平和的治疗类药酒,以助机体自我恢复;生病机体则需根据阴阳、表里、寒热、虚实的不同,长期服用合适的治疗类药酒。

滋补类药酒有补血、滋阴、温阳、益气的不同,而攻伐类药酒则能化痰、燥湿、理气、行血、消积。因此,在选择药酒时,必须明确机体状况,对症下药。如阳痿一症,既有肾阳虚损之因,也有湿热蕴结之由,前者需补肾壮阳,后者则需清热利湿,否则病情反重。

此外,中医还强调"瘦人多火,肥人多湿"。因此,身体瘦弱者应多选用滋阴补血、生津的药酒,而身体肥胖者则应多选用助阳补气的药酒。

(2) 科学掌握服用原则

①适量饮用

药酒虽好,但过量则伤身。即使是滋补类药酒,过量饮用也会带来不良后果。因此,服用药酒应适量,一般每次饮用 10~30 毫升,具体量可根据个人酒量调整。治病类药酒用量应少,病愈即停;养生类药酒用量可稍大,但亦需适时停用,以免过犹不及。

②适时服用

中医理论认为,人体十二脏气血运行与时辰密切相关。因此,服用药酒的时间也应根据时辰及病症来选择。如补肾壮阳、行水利湿的药酒应在清晨服用,而化痰止咳类药酒则应在早晨服用。此外,还应根据病位选择服用时间,如胸膈以上疾病饭后服用,胸腹以下疾病空腹服用等。

③适温饮用

药酒的饮用温度应根据其性味及病症的寒热来选择。治疗寒证时,热饮较好;治疗热证时,冷饮为宜;而对于寒热、阴阳盛衰差异不大的病症,则宜温饮。

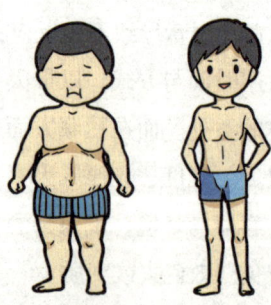

④内外有别

外用药酒与内服药酒应严格区分，不可混用。外用药酒多含有毒物质或易挥发成分，内服易中毒或效果不佳；而内服药酒则需与体内物质反应后才有作用，或有效成分含量较低，外用效果不理想。因此，在使用药酒时，必须明确其用途，确保安全有效。

2 药酒的贮藏要点

若药酒的贮藏不当，不仅易使药酒受污染而变质，更可能影响其治疗效果。因此，掌握正确的药酒贮藏方法，对于服用药酒的人来说，显得尤为必要。

中医古籍中早有记载，药酒贮藏需遵循一定的原则。首先，盛装药酒的容器必须清洗干净，并以开水烫过以消毒，确保容器内无杂质残留，从而保障药酒的纯净。

其次，药酒配制完成后，应立即装入适宜的容器中，并紧密封盖保存。此举旨在防止空气、灰尘等外界因素侵入，影响药酒的品质。

在贮藏地点的选择上，中医强调应置于阴凉通风干燥之处，温度以10～20℃为宜。夏季时，更需避免阳光直射，以免药酒中的有效成分被破坏，影响疗效。同时，对于以

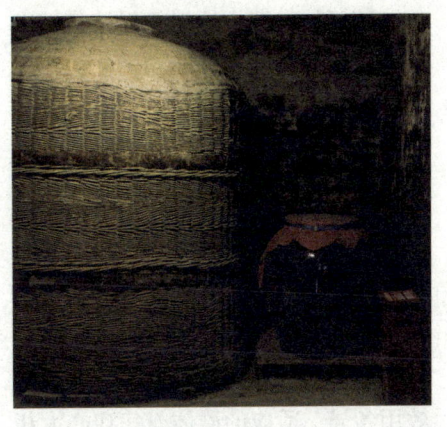

黄酒或米酒为基础配制的药酒，冬季还需注意防冻，一般应贮藏在不低于–5℃的环境下。

此外，药酒贮藏时还需远离汽油、煤油、农药等带有强烈刺激性味道的物品，以免药酒受到污染而变质、变味，进而影响其治疗效果。

为方便日后辨识与使用，配制好的药酒应贴上标签，并详细注明药酒名称、作用、配制时间、用量等信息。此举既可避免混淆，又可确保药酒的正确使用，避免误用错饮而引发身体不适。

最后，当药酒的颜色不再加深时，即表明药物的有效成分已充分渗出，药酒浓度达到最大，此时便可服用。一般而言，动物类药酒需浸泡1～2周后方可服用，而植物类药酒则浸泡3～5天即可。对于某些贵重药材，更可反复浸泡，以充分利用其药效。

药酒的贮藏方法对于保持其纯净度与疗效具有重要影响。因此，在服用药酒的过程中，必须严格遵循中医古籍中的记载与原则，确保药酒的正确贮藏与使用。

◎ 药酒的使用

药酒因药物成分的差异，其功能效用各异，适应的群体与病症亦大相径庭。故而在挑选药酒之前，首要任务是明确其适用范围及禁忌事项，经过全面考量后再作决定。唯有针对病症精选药酒，方能取得良好疗效；反之，若药酒选择不当或擅自服用，可能引发不良后果，严重时甚至威胁生命安全。

1 药酒的使用须知

（1）儿童、青少年不宜采用药酒疗法。

（2）酒精过敏者、皮肤病患者，应禁用或慎用药酒。

（3）高血压患者宜戒酒，或尽量少服药酒。

（4）冠心病、心血管疾病、糖尿病患者病情较重时，不宜采用药酒疗法。

（5）消化系统溃疡较重者不宜服药酒。

（6）肝炎患者由于肝脏解毒功能降低，饮酒后酒精在肝脏内聚集，会加重肝细胞受损程度，因此，不宜服用药酒。

（7）女性在妊娠期和哺乳期不宜服用药酒，经期不宜饮用活血功能强的药酒。

（8）育龄夫妇忌饮酒过多，容易破坏性行为，并抑制性功能。

（9）用药酒治病可单用，必要时也可与中药汤剂或其他的外治法配合治疗。

（10）外用药酒绝不可内服，以免中毒，危及身体。

2 药酒的使用禁忌

在关注药酒的功效、用法用量及服用前注意事项的同时，人们往往容易忽视服用药酒期间及之后的重要禁忌。尤为重要的是，服用药酒时必须避免与某些药物同时摄入，且在饮用药酒后至少 12 小时内，亦应远离这些药物。具体而言，应避免的药物包括：能增强酒精毒性的抗抑郁药如闷

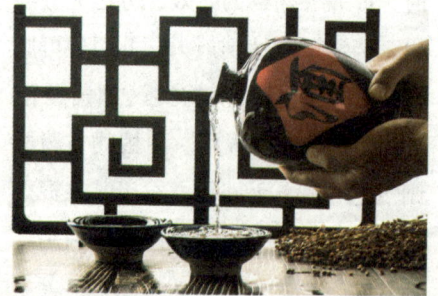

可乐、利尿药利尿酸等；含有可能影响药酒疗效成分的降血糖药、抗惊厥药等；以及副作用显著的阿司匹林、盐酸苯海拉明等药物。此外，磺胺类药物、灰黄霉素、甲硝唑等同样不宜与药酒同服，因为它们可能引发严重后果，甚至危及生命。

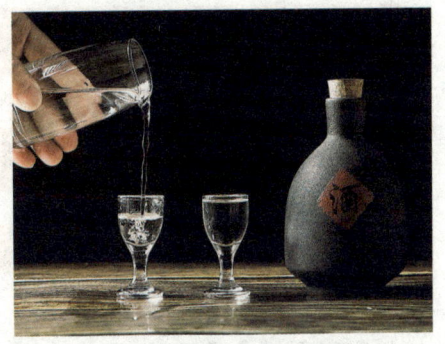

同时，服用药酒后 12 小时内应避免再次饮酒，以减少潜在风险。还需注意的是，服药酒后不宜立即洗澡，因为此举可能导致休克，严重时甚至危及生命。

当然，由于药酒配方各异，使用者还需根据具体情况注意相应忌口或适度节制房事等。若使用者未仔细阅读说明或未遵医嘱，可能会引发不必要的危害。因此，在服用药酒时，务必全面了解并遵守相关禁忌，以确保安全有效地发挥药酒的功效。

❸ 外用药酒须注意的使用方法

在使用药酒时，必须明确区分其是外用还是内服，这一点至关重要。对于外用药酒，使用方法务必恰当，且严禁内服。外用药酒宜采用温擦方式，因为温擦能有效促进药酒迅速渗透至皮下组织，发挥活血化瘀、消炎止痛的功效。若需配合按摩使用的药酒，按摩手法应遵循先轻后重的原则，避免在患处过度用力，以免适得其反，加重病情。

特别需要注意的是，骨关节凸部不宜用力按摩，以免损伤表面的软组织和骨膜。同时，对于新近发生的骨折、关节脱位、表皮破损以及心、肝、肺、肾等严重疾病患者，应避免使用药酒按摩法。对于患有骨肿瘤、骨结核或软组织化脓性感染疾病的人，更不应在患处进行推拉重压，而只应在疼痛或严重部位表面轻轻涂擦药酒，以免加重病情。

因此，只有合理使用药酒，并巧妙规避其副作用，才能充分发挥药酒的治疗效果，带来安全、健康和美丽。

第二章 防治心脑血管疾病的药酒

◎ 高血压病

复方杜仲酊酒

使用方法
口服。每日2次,每次2~5毫升。

贮藏方法
放在干燥阴凉避光处保存。

健康叮咛
低血压患者忌服。

制作方法
①把诸药材捣碎,入纱布袋中。
②把布袋放入容器,加入白酒。
③密封浸泡约15日后拿掉纱布袋即可饮用。

药酒功效
杜仲具有补肝肾、强筋骨、安胎气、降血压的功效。此款药酒具有镇静降压的功效,适用于高血压病以及肾虚腰痛等不适症状。

药材配伍
黄芩200克,金银花200克,红花2克,白酒2升,生杜仲200克,桑寄生200克,当归100克,通草10克。

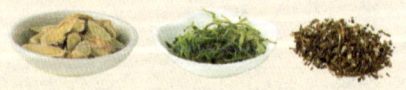

桑葚降压酒

使用方法
口服。每日2次,每次15毫升。

贮藏方法
放在干燥阴凉避光处保存。

健康叮咛
脾胃虚寒、便溏者忌服。

制作方法
①把桑葚捣碎入锅,加入800毫升的水煎汁,浓缩至100毫升左右待用。
②把糯米用水浸后沥干,放入锅中蒸到半熟。
③把桑葚汁倒入蒸好的糯米中,加入研成细末的酒曲,搅拌均匀后密封,使其发酵,约10日后味甜即可饮用。

药酒功效
此款药酒具有养肝明目、滋阴补肾、润燥止渴、生津润肺的功效。

药材配伍
酒曲40克,桑葚200克,糯米1千克。

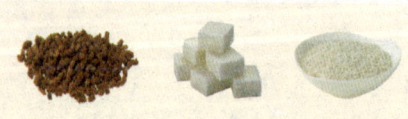

◎ 高脂血症

二至益元酒

使用方法

口服。每天2次,每次20毫升。

贮藏方法

放在干燥阴凉避光处保存。

健康叮咛

脾胃虚寒、大便溏薄者慎服。

制作方法

①将女贞子、旱莲草、熟地黄、桑葚分别研粗粉,放入布袋中,然后将此布袋放入容器中。

②容器中加入白酒、黄酒的混合液。

③密封浸泡7日,过滤留渣,取药液。

④压榨液渣取滤液,将滤液和药液混合,过滤后方可服用。

药酒功效

女贞子具有增加冠状动脉血流量、降低血糖、降低血液黏度的功效。适用于高脂血症、神经衰弱等病症。

药材配伍

女贞子、旱莲草各15克,熟地黄、桑葚各10克,白酒0.25升,黄酒0.5升。

消脂酒

使用方法

口服。每日2次,每次20~30毫升。

贮藏方法

放在干燥阴凉避光处保存。

健康叮咛

孕妇不宜服用。

制作方法

①把下述药材切成薄片,装入洁净纱布袋中。

②把装有药材的纱布袋放入合适的容器中,倒入白酒后密封。

③浸泡约15日后拿掉纱布袋,加入蜂蜜混匀后即可饮用。

药酒功效

山楂有消食化积、活血散瘀的功效,泽泻具有显著的利尿、降压、降血糖、抗脂肪肝的功效,丹参具有凉血消痈、清心除烦、养血安神的功效。此款药酒具有补脾健胃、活血祛脂的功效,适用于高脂血症。

药材配伍

山楂片60克,蜂蜜300克,泽泻、丹参各30克。

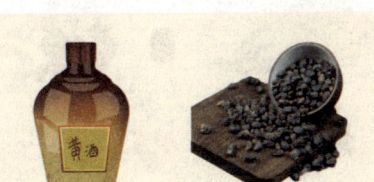
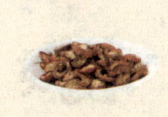
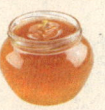

◎ 心绞痛

冠心酒

使用方法

口服。每日2次，每晚临睡前1次，每次10~30毫升。

贮藏方法

放在干燥阴凉避光处保存。

健康叮咛

孕产妇慎服。

制作方法

①除冰糖外，其余诸药全部切片捣碎，装入洁净纱布袋中。

②把纱布袋放入容器中，加入冰糖和白酒后密封。

③浸泡约7日后去纱布袋饮用。

药酒功效

此药酒功能有行气解郁、清心除烦、通阳散结、化痰宽胸、祛瘀止痛。长期饮用可预防和治疗冠心病与心绞痛。

药材配伍

三七40克，薤白120克，冰糖200克，白酒2升。

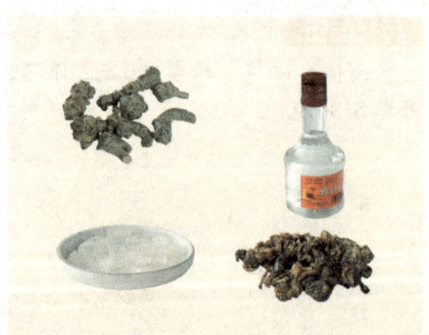

灵芝丹参酒

使用方法

口服。每日2次，每次20~30毫升。

贮藏方法

放在干燥阴凉避光处保存。

健康叮咛

孕妇慎服。

制作方法

①把灵芝、丹参、三七分别切碎，装入洁净纱布袋中。

②把装有药材的纱布袋放入合适的容器中。

③将白酒倒入容器后密封。

④每日摇动至少1次，浸泡约15日后拿掉纱布袋即可饮用。

药酒功效

此款药酒具有活血祛瘀、养血安神、滋补肝肾的功效，主治神经衰弱、腰膝酸软、眩晕失眠、头昏等病症，适合于心绞痛、冠心病、神经衰弱。

药材配伍

灵芝120克，丹参20克，三七20克，白酒2升。

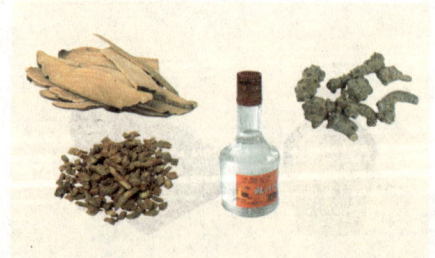

◎ 心悸

安神酒

使用方法
口服。每日2次，每次20毫升。

贮藏方法
放在干燥阴凉避光处保存。

健康叮咛
宜饭前空腹饮用。

制作方法
①把龙眼肉装入洁净纱布袋中。
②把装有龙眼肉的纱布袋放入合适的容器中。
③将白酒倒入容器后密封。
④浸泡1个月后拿掉纱布袋即可饮用。

药酒功效
此款药酒具有健脾养心、滋补气血、益智安神的功效，主治心悸怔忡、虚劳羸弱、健忘失眠、倦怠乏力、面色不华、精神不振等症。

药材配伍
白酒3升，龙眼肉500克。

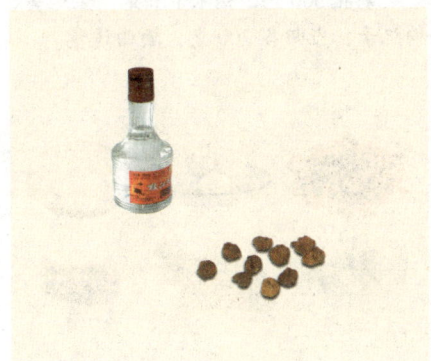

十二红药酒

使用方法
口服。每日2次，每次20毫升。

贮藏方法
放在干燥阴凉避光处保存。

健康叮咛
感冒者不宜服用，忌油腻食物。

制作方法
①把诸药材捣碎放入布袋中。
②把布袋放入容器，加7升白酒。
③密封浸泡15日，布袋放入另一容器，加5升白酒再浸15日。
④合并两次白酒，加红糖即可。

药酒功效
此药酒有补气养血、健脾壮腰、养心安神、舒经通络的功效。主治脾肾两亏、气血不足、神不守舍所致的神经衰弱、惊悸健忘、失眠多梦、头晕目眩。

药材配伍
地黄、续断各90克，红花、甘草各15克，制首乌、党参、茯苓、杜仲、红枣各60克，黄芪、牛膝各75克，当归、山药、桂圆肉各45克，红糖1.2千克，白酒12升。

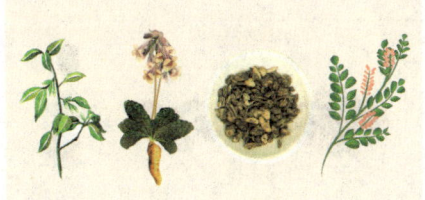

◎ 眩晕

补益杞圆酒

使用方法

口服。每日2次，每次10～20毫升。

贮藏方法

放在干燥阴凉避光处保存。

健康叮咛

孕妇慎服。

制作方法

①把枸杞子和龙眼肉捣碎，装入洁净纱布袋中。

②把装有药材的纱布袋放入合适的容器中，倒入白酒后密封。

③每日摇动数次，浸泡约10日后拿掉纱布袋即可饮用。

药酒功效

枸杞子性平，味甘，具有补肝益肾之功效。此款药酒功能为养肝补肾、补益精血、养心健脾，适用于肾虚血虚所致的头晕目眩、腰膝酸软、乏力倦怠、健忘失眠、神志不宁、目昏多泪、食欲不佳等症。

药材配伍

枸杞子60克，龙眼肉60克，白酒500毫升。

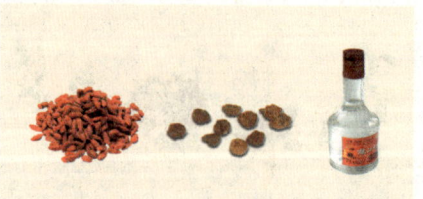

菊花酒

使用方法

口服。每日2次，每次20毫升。

贮藏方法

放在干燥阴凉避光处保存。

健康叮咛

高血压患者忌服。

制作方法

①下述药材放锅中，加水煎汁，过滤待用。

②把糯米用水浸后沥干，放入锅中，熬煮至半熟后晾凉。

③把药汁倒入冷却后的糯米中，加入酒曲，搅拌均匀后密封。

④用稻草或棉花围在四周保温使其发酵，约7日后味甜即可饮用。

药酒功效

此款药酒具有疏风清热、养肝明目的功效。适用于头晕目眩、耳鸣耳聋等病症。

药材配伍

菊花500克，糯米1千克，生地黄、枸杞子、当归各200克，酒曲适量。

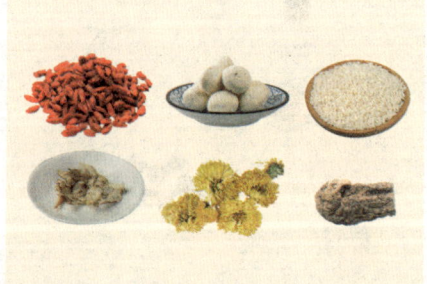

◎ 脑卒中

复方白蛇酒

使用方法

口服。每日2次，每次30~50毫升。

贮藏方法

放在干燥阴凉避光处保存。

健康叮咛

孕产妇和儿童慎服。

制作方法

①把糯米入锅蒸到半熟放冷，与酒曲拌匀密封，待其酒出。

②将其余诸药捣碎入纱布袋再入容器，加糯米酒密封，隔水煮沸后浸泡10日，去纱布袋饮用。

药酒功效

此款药酒具有祛风除湿、通经活络、平肝止痛的功效，主治中风偏瘫、半身不遂、口眼歪斜、风湿痹痛等。

药材配伍

独活300克，花蛇90克，炙全蝎90克，天麻180克，当归300克，糯米7.5千克，酒曲适量。

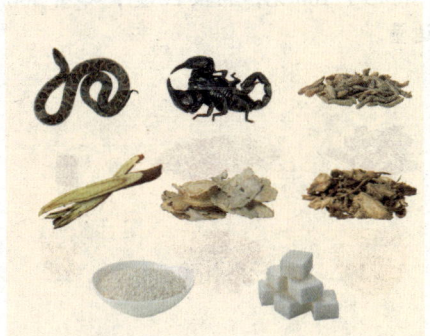

爬山虎药酒

使用方法

口服。每日1~2次，每次20毫升。

贮藏方法

放在干燥阴凉避光处保存。

健康叮咛

阳虚体质者慎服。

制作方法

①把爬山虎和西洋参捣碎，麝香研成细粉，一并装入洁净纱布袋中。

②把装有药材的纱布袋放入合适的容器中。

③将白酒倒入容器中，密封浸泡约15日后拿掉纱布袋即可饮用。

药酒功效

爬山虎具有祛风通络、活血解毒的功效，西洋参具有清热去烦、止渴生津的功效。此款药酒具有扶正祛邪、疏经通络的功效，主治重度瘫痪等中风后遗症。

药材配伍

爬山虎180克，麝香3.6克。

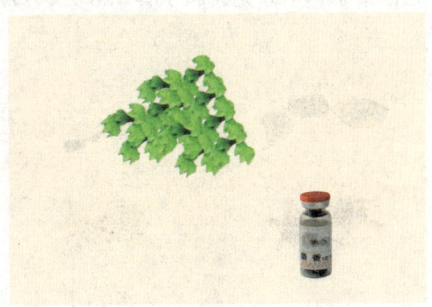

第三章 防治泌尿系统疾病的药酒

◎ 阳痿

西汉古酒

使用方法

口服。每日 2 次，每次 25~50 毫升。

贮藏方法

放在干燥阴凉避光处保存。

健康叮咛

① 忌油腻食物。
② 孕妇、儿童、感冒病人不宜服用。

制作方法

① 用酒炙蛤蚧、狗鞭，与其余研粗碎药材入纱布袋后入容器，加白酒密封浸泡 7 日后取滤液。
② 把蜂蜜炼至嫩蜜，放温后与上步滤液混匀，加白酒至总量 5 升即可饮用。

药酒功效

此款药酒能补肾壮阳、强壮筋骨、益气安神、温肺定喘，主治面色无华、腰膝酸软、肢冷乏力、心悸不宁、失眠健忘、阳痿不举、遗精早泄等。

药材配伍

鹿茸 4 克，蛤蚧 40 克，黄精 400 克，枸杞子 200 克，狗鞭 20 克，蜂蜜 500 克，松子仁 100 克，柏子仁 120 克，白酒适量。

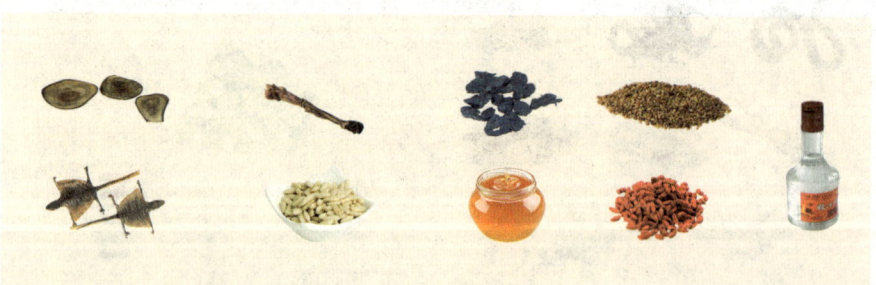

琼浆药酒

使用方法
口服。每日2～3次，每次10～15毫升。

贮藏方法
放在干燥阴凉避光处保存。

健康叮咛
阴虚阳亢者忌服。

制作方法
①狗脊沙烫，去毛；黄精用酒炙；补骨脂用盐水炮制；淫羊藿用羊油炮制。
②将鹿茸、淫羊藿、狗脊等17味药捣碎，装入洁净纱布袋中；把纱布袋放入合适的容器中，加入白蜜、红曲、红糖和白酒后密封。
③隔水煮2小时后取出放冷，经常摇动，浸泡约7日后拿掉纱布袋即可饮用。

药酒功效
鹿茸具有提高机体抗氧化能力、降低血压、减慢心律、扩张外周血管的功效。此款药酒具有补肾壮阳、益气养血的功效，主治肾阳虚衰、精血亏损、体质虚弱、气血不足、腰膝酸软、神疲乏力、精神不振、手足不温、阳痿不举、遗精早泄、宫寒不孕、妇女白带清稀量多等症。

药材配伍
狗脊36克，鹿茸30克，淫羊藿36克，冬虫夏草18克，陈皮27克，金樱肉36克，怀牛膝36克，麻雀头10克，佛手18克，川附片18克，桂圆9克，枸杞子36克，补骨脂36克，灵芝36克，红曲75克，人参18克，当归18克，白蜜1.5千克，白酒15升。

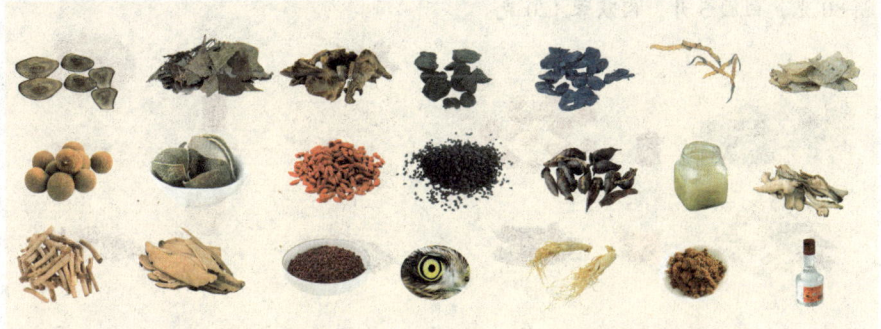

◎ 早泄

锁阳苁蓉酒

使用方法
口服。每日2次,每次10～20毫升。空腹饮用效果更佳。

贮藏方法
放在干燥阴凉避光处保存。

健康叮咛
阴虚火旺者慎服。

制作方法
①把下述药材捣碎,装入洁净的纱布袋中。
②把装有药材的纱布袋放入合适的容器中,倒入白酒后密封。
③隔日摇动数次,浸泡约7日后拿掉纱布袋即可饮用。

药酒功效
锁阳具有补肾润肠的功效。此款药酒具有补肾壮阳、收敛固精的功效。主治肾虚阳痿、遗精早泄、腰膝酸软、大便溏稀等。

药材配伍
牡蛎肉60克,锁阳120克,桑螵蛸80克,白酒5升,肉苁蓉120克。

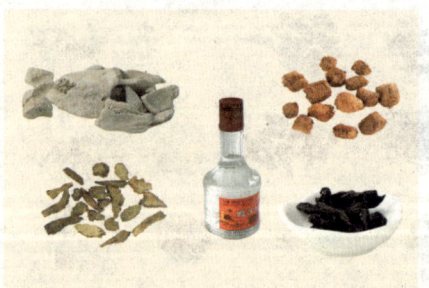

蛤蚧菟丝酒

使用方法
口服。每日2次,每15～30毫升。

贮藏方法
放在干燥阴凉避光处保存。

健康叮咛
大便燥结者慎服。

制作方法
①蛤蚧去头足,与其他捣碎药材入纱布袋再入容器,加白酒。
②每日摇动数次,密封浸泡约30日后拿掉纱布袋即可饮用。

药酒功效
此款药酒具有补肾壮阳、敛汗固精的功效,主治阳痿不举、遗精早泄、腰膝酸软、自汗盗汗、精神不振等。

药材配伍
蛤蚧2对,菟丝子60克,沉香6克,牡蛎40克,淫羊藿60克,金樱子40克,白酒4升。

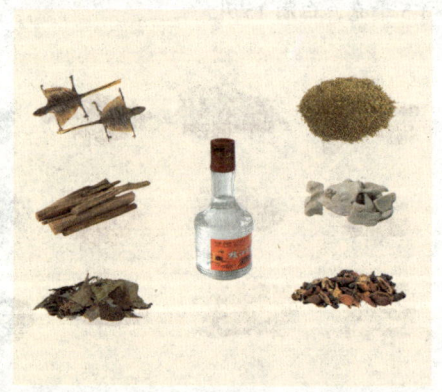

◎ 遗精

熙春酒

使用方法

口服。每日3次，每次10～20毫升。饭前饮用效果更佳。

贮藏方法

放在干燥阴凉避光处保存。

健康叮咛

感冒及实热证者忌服。

制作方法

①把下述药材捣碎入纱布袋中。
②把纱布袋入容器，加白酒。
③猪油入铁锅炼好，趁热与药酒拌匀，日晃数次，密封浸泡20日后，去纱布袋饮用。

药酒功效

此款药酒功能为补肝益肾、益气补血、强筋健骨、润肺止咳、健步驻颜。主治遗精滑精、阳痿不举、腰膝酸软、心悸心慌、久咳干咳、肌肤粗糙等。

药材配伍

生地黄240克，枸杞子300克，淫羊藿300克，绿豆240克，龙眼肉300克，女贞子300克，猪油800克，白酒10升。

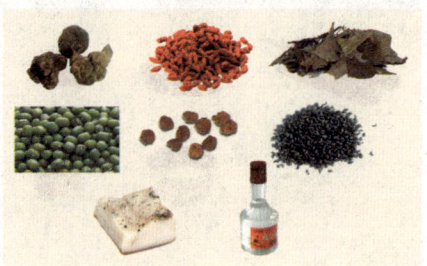

六神酒

使用方法

口服。每日2次，每次15～25毫升。早晚空腹饮用效果更佳。

贮藏方法

放在干燥阴凉避光处保存。

健康叮咛

实证、热证而正气不虚者慎服。

制作方法

①枸杞子、苦杏仁、麦冬、生地黄捣碎，加水5升入砂锅煎至1升，再加入白酒煮至总量2升，入研细的人参、白茯苓混匀后密封。
②密封浸泡7日后过滤饮用。

药酒功效

此款药酒具有补精益髓、健脾养胃、益气补血、健步驻颜、延年益寿的功效。主治遗精滑精、腰膝酸软、头昏目眩、大便秘结、肌肤粗糙、面色无华。

药材配伍

人参120克，白茯苓120克，枸杞子300克，苦杏仁160克，麦冬120克，生地黄300克，白酒3升。

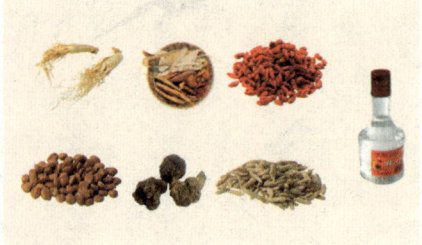

◎ 不育症

雄蚕蛾酒

使用方法
口服。每日2次，每次20毫升。

贮藏方法
放在干燥阴凉避光处保存。

健康叮咛
孕产妇慎服。

制作方法
①把雄蚕蛾进行炮制，研成细粉。
②把研成细粉的雄蚕蛾装入容器中。
③将白酒倒入容器中密封。
④饮用时摇动，使其充分混匀，取药液服用。

药酒功效
雄蚕蛾具有壮阳、止泄精、治各类疥疮的功效。此款药酒具有补益精气、壮阳助性、强阴益精的功效，主治肾虚阳痿、滑精早泄、精液量少、不育症等。

药材配伍
雄蚕蛾300克，白酒2升。

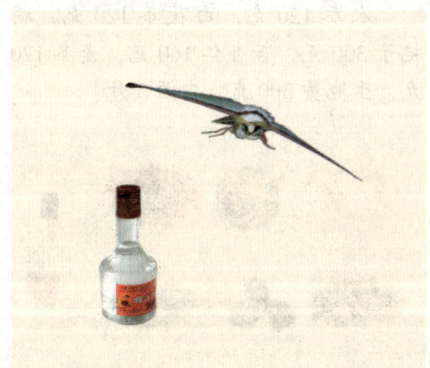

沉香五花酒

使用方法
口服。视个人身体情况适量饮用。

贮藏方法
放在干燥阴凉避光处保存。

健康叮咛
儿童慎服。

制作方法
①把下述药材切碎入纱布袋中。
②把纱布袋入容器，加白酒。
③密封浸泡30日后去纱布袋。
④把米酒倒入容器后混匀即可饮用。

药酒功效
此款药酒具有补肾助阳、益肾固精的功效，主治肾精不足、阳痿不举、男子不育、女子不孕、痢疾等。

药材配伍
玫瑰花30克，蔷薇花30克，沉香30克，核桃仁300克，梅花30克，韭菜花30克，米酒3升，白酒3升。

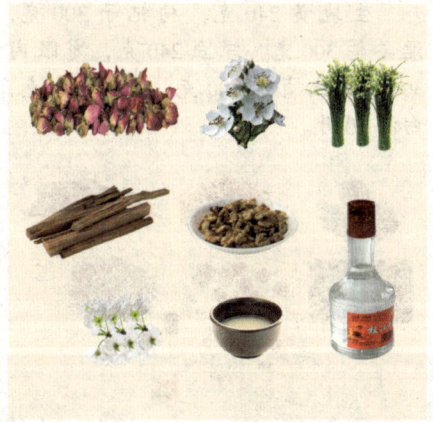

◎ 前列腺增生

老人癃闭酒

使用方法

口服。每次10~15毫升，每日2次。

贮藏方法

放在干燥阴凉避光处保存。

健康叮咛

儿童慎服。

制作方法

①将下述所有药材洗净并晾干。
②将药材放入一个干净的容器中。
③倒入白酒，确保药材完全浸泡在酒中。
④密封容器，置于阴凉处浸泡3周。
⑤3周后，过滤掉药材，保留药酒即可饮用。

药酒功效

益气健脾，温肾助阳。适用于老年前列腺增生症。

药材配伍

党参24克，黄芪30克，茯苓12克，莲子18克，白果9克，萆薢12克，车前子15克，王不留行12克，吴茱萸5克，肉桂6克，甘草9克，白酒1.5升。

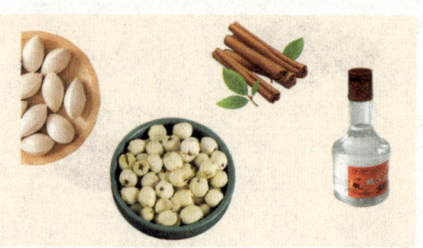

贝母苦参酒

使用方法

口服。每次15~20毫升，每日2次。

贮藏方法

放在干燥阴凉避光处保存。

健康叮咛

泌尿系统感染伴发热者慎用。

制作方法

①将贝母、苦参、党参洗净并晾干。
②将下述药材粉碎成粗末。
③将药材粗末放入一个干净的容器中。
④倒入白酒，确保药材完全浸泡在酒中。
⑤密封容器，置于阴凉处浸泡3周。
⑥3周后，过滤掉药材粗末，保留药酒即可饮用。

药酒功效

化痰软坚，益气通尿。特别适用于前列腺增生症导致的排尿困难者。

药材配伍

贝母50克，苦参50克，党参50克，白酒1升。

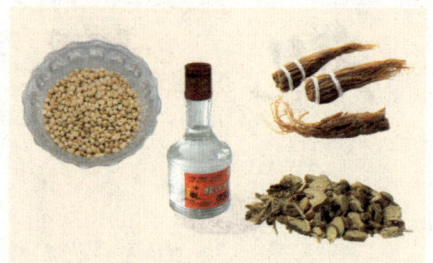

◎ 慢性前列腺炎

荠菜酒

使用方法

口服。每日2次，每次30毫升。

贮藏方法

放在干燥阴凉避光处保存。

健康叮咛

儿童慎服。

制作方法

①荠菜和萆薢切碎后装入洁净的纱布袋中。
②把装有药材的纱布袋放入合适的容器中。
③再将黄酒倒入容器中。
④隔水煮沸后取出放冷，进行密封。
⑤浸泡1日后拿掉纱布袋过滤即可饮用。

药酒功效

荠菜具有维持人体功能新陈代谢、明目、通便的功效。此款药酒具有清热利尿、利湿去浊的功效。主治白浊、膏淋、风湿痹痛等症。

药材配伍

荠菜1千克，萆薢200克，黄酒2升。

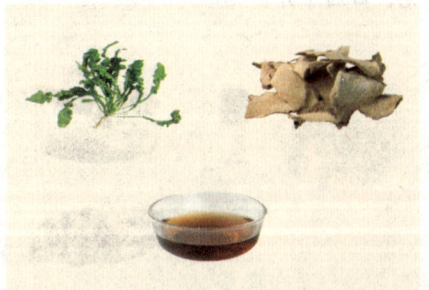

小茴香酒

使用方法

口服。每日2次，每次30～50毫升。

贮藏方法

放在干燥阴凉避光处保存。

健康叮咛

小茴香应炒黄。

制作方法

①把小茴香研成粗粉，放入合适的容器中。
②把黄酒上火煮沸。
③用煮沸的黄酒冲泡小茴香粉。
④放置一边冷却15分钟后过滤即可饮用。

药酒功效

小茴香具有开胃消食、理气散寒、助阳的功效，茴香油有不同程度的抗菌作用。此款药酒具有温中理气、散寒止痛的功效，主治白浊、脘腹胀痛、经寒腹痛。

药材配伍

小茴香（籽）200克，黄酒2升。

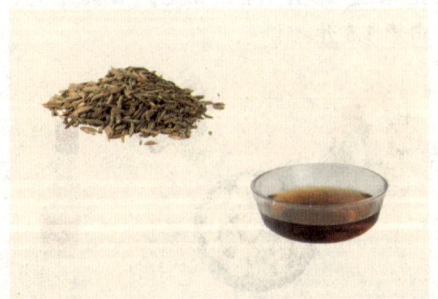

◎ 尿频

茱萸益智酒

使用方法

口服。每日2~3次，每次饮15~30毫升。

贮藏方法

放在干燥阴凉避光处保存。

健康叮咛

可同时把装有药材的纱布袋包扎固定敷在脐部。

制作方法

①把吴茱萸、益智仁、肉桂切片，装入纱布袋中；把装有药材的纱布袋放入容器中。

②加入白酒后密封；浸泡约7日后拿掉纱布袋即可饮用。

药酒功效

吴茱萸具有祛寒止痛、降逆止呕、助阳止泻的功效。此款药酒具有温肾固摄、固精缩尿的功效，主治小便频数、遗精等症。

药材配伍

益智仁100克，吴茱萸60克，肉桂40克，白酒1升。

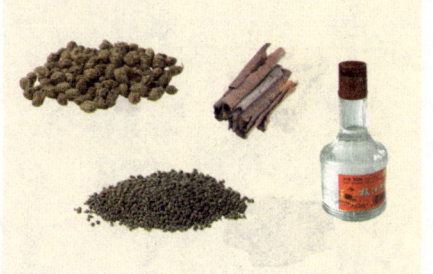

尿频药酒

使用方法

口服。每日2次，每次10~20毫升。

贮藏方法

放在干燥阴凉避光处保存。

健康叮咛

阴虚火旺体质、风寒感冒、咳嗽气喘、大叶性肺炎者忌服。

制作方法

①将蛤蚧去掉头、足、鳞片，放入容器中。

②将白酒倒入容器中。

③密封浸泡14天，每天时常摇动。

④过滤去渣后，取药液服用。

药酒功效

蛤蚧具有补肺益气、养精助阳、养血止咳的功效。此款药酒具有清热利湿、补肾壮阳、固精缩尿的功效，主治老年人肾阳虚所致尿频、尿不净等症。

药材配伍

蛤蚧1对，38度白酒800毫升。

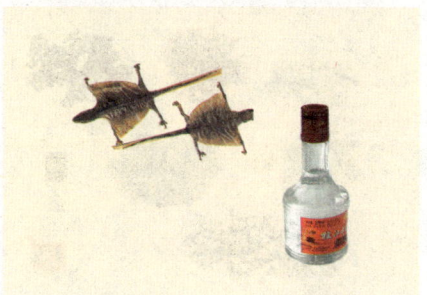

◎ 肾结核

二山芡实酒

使用方法

口服。每日2~3次，每次20~30毫升。

贮藏方法

放在干燥阴凉避光处保存。

健康叮咛

脾虚火旺及大便燥结者慎服。

制作方法

①把山药、山茱萸、芡实、熟地黄、莲子、菟丝子切碎，放入纱布袋再入容器。

②加白酒，密封浸泡约7日后拿掉纱布袋即可饮用。

茶方功效

山药具有补脾益肺、补肾涩精的功效。此款药酒具有补肾益精、收敛固涩的功效，主治慢性前列腺炎、尿频、白浊等。

药材配伍

山药150克，莲子100克，芡实150克，山茱萸150克，菟丝子200克，熟地黄150克，白酒3升。

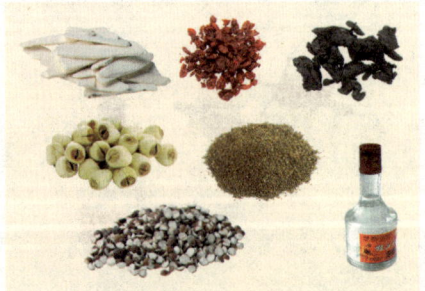

肉桂鸡肝酒

使用方法

口服。每晚临睡前服用，每次15~25毫升，同时送服药粉3~5克。

贮藏方法

放在干燥阴凉避光处保存。

健康叮咛

药材残渣可晒干研成细粉，以药酒送服。

制作方法

①把肉桂、雄鸡肝切碎装入纱布袋。

②把装有药材的纱布袋放入容器。

③加入白酒密封，经常摇动，浸泡约7日后拿掉纱布袋即可。

茶方功效

此款药酒具有补肝益肾、健脾暖胃、固精止遗的功效，主治肾虚遗尿、肾结核、阳痿遗精、夜多小便等症。

药材配伍

肉桂120克，雄鸡肝240克，白酒3升。

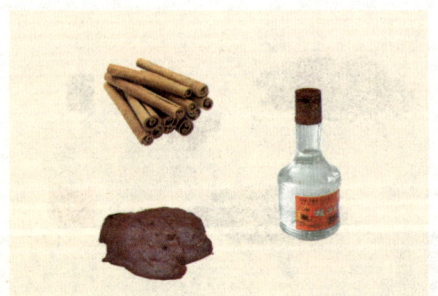

◎ 尿失禁

茴香桑螵酒

使用方法

空腹口服。每日2次，每次10～20毫升。

贮藏方法

放在干燥阴凉避光处保存。

健康叮咛

孕妇慎服。

制作方法

①将下述药材捣碎，置容器中，添加白酒。

②每日振摇1～2次，密封浸泡7日，去渣留液。

药酒功效

此药酒具有补肾壮阳止遗的功效，主治遗尿、小腹不温、腰膝酸困等。

药材配伍

小茴香、桑螵蛸各30克，菟丝子20克，白酒500毫升。

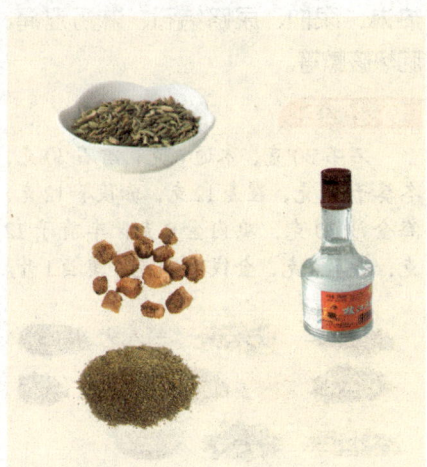

益丝酒

使用方法

口服。每日2次，每次15～30毫升。

贮藏方法

放在干燥阴凉避光处保存。

健康叮咛

孕妇慎服。

制作方法

①把益智仁、菟丝子捣碎，装入洁净纱布袋中。

②把装有药材的纱布袋放入合适的容器。

③加入白酒后密封，每日摇动1次，浸泡约7日后拿掉纱布袋即可饮用。

药酒功效

益智仁具有温肾固精、缩尿温脾、开胃清痰的功效，菟丝子具有补肾益精的作用。此款药酒具有缩尿止遗、补肾助阳、固气涩精的功效，主治肾虚遗尿、阳痿遗精等症。

药材配伍

益智仁100克，菟丝子200克，白酒2升。

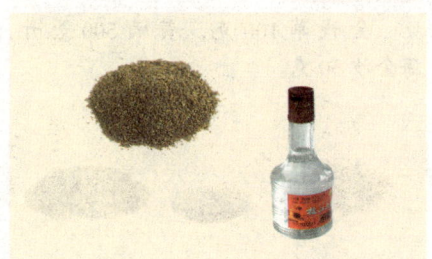

◎ 淋症

金钱草酒

使用方法
口服。每日1剂，分3次服完。

贮藏方法
放在干燥阴凉避光处保存。

健康叮咛
儿童慎服。

制作方法
①金钱草洗净，切碎；海金沙洗净。
②把切碎的金钱草和海金沙放入砂锅中。
③倒入黄酒，用小火煎煮。
④煎煮至黄酒总量为400毫升，过滤去渣即可饮用。

药酒功效
金钱草具有利水通淋、清热解毒、散瘀消肿的功效；海金沙性寒、味甘，归膀胱、小肠经，具有清利湿热、通淋止痛的功效，主要用于热淋、砂淋、血淋、尿道涩痛等。此款药酒具有清热利湿、消肿解毒、利胆利尿、排石通淋的功效，主治石淋、热淋、湿热黄疸等症。

药材配伍
金钱草100克，黄酒500毫升，海金沙30克。

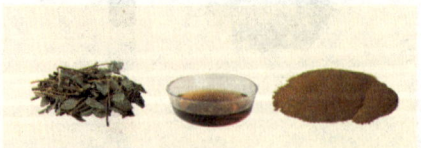

石韦酒

使用方法
口服。每日1剂，分3次服完。

贮藏方法
放在干燥阴凉避光处保存。

健康叮咛
空腹饮用效果更佳。

制作方法
①除鸡内金外，其余诸药研粗后入砂锅，加黄酒小火煎煮至黄酒总量800毫升，过滤去渣。
②把鸡内金研成细粉，入药酒中混匀即可饮用。

药酒功效
石韦具有利水通淋、清肺泄热的功效，对热淋、石淋、小便不利、淋沥涩痛、肺热咳嗽等症状均有不错的效果。此款药酒具有清肺泄热、利湿利尿、排石通淋的功效，主治石淋、热淋、尿血、尿路结石、淋沥涩痛、肺热咳嗽等。

药材配伍
石韦30克，木通6克，滑石30克，冬葵子30克，瞿麦12克，赤茯苓12克，海金沙30克，鸡内金9克，车前子12克，甘草6克，金钱草30克，黄酒1升。

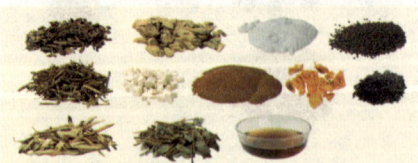

◎ 水肿

大生地酒

使用方法

口服。每日3次，每次不超过50毫升。饭前服用效果最佳。

贮藏方法

放在干燥阴凉避光处保存。

健康叮咛

不宜与羊肝、猪肝同食。

制作方法

①将牛蒡根去皮，与其余捣碎药材同入布袋，放入容器中。
②加入白酒后密封。
③浸泡约7日后去纱布袋饮用。

药酒功效

此款药酒具有疏通经络、清热凉血、消肿解毒、祛风除湿的功效，主治小腿虚肿、行走不便等症。

药材配伍

独活、丹参、地骨皮各120克，生地、牛蒡根各480克，大麻仁240克，防风80克，牛膝、杉木节各200克，白酒6升。

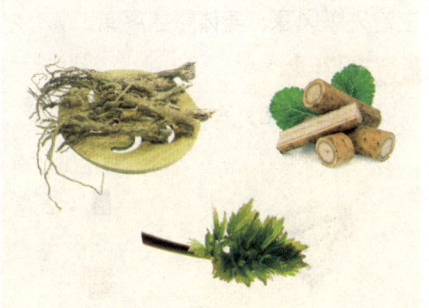

海藻浸酒

使用方法

口服。每日空腹中午和临睡前各1次，每次30毫升，可酌量增减。

贮藏方法

放在干燥阴凉避光处保存。

健康叮咛

大黄应用醋炒。

制作方法

①把诸药材捣碎，一起放入纱布袋中。
②把纱布袋放入容器，倒入白酒。
③密封浸泡约7日后拿掉纱布袋即可饮用。

药酒功效

本款药酒有健脾益肾、祛风除湿、利水消肿、活血散瘀、清热解毒的功效，主治水肿、行走无力等症。

药材配伍

卫矛38克，独活、赤茯苓、海藻、制附子、防风、白术各60克，当归40克，大黄80克，白酒2升。

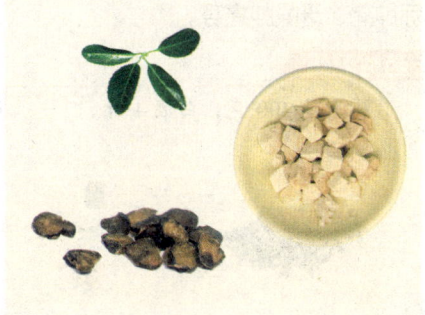

第四章　防治呼吸系统疾病的药酒

◎ 感冒

蔓荆子酒

使用方法
口服。每日3次,每次10~15毫升。

贮藏方法
放在干燥阴凉避光处保存。

健康叮咛
孕妇及儿童慎服。

制作方法
①把蔓荆子捣碎,放入合适的容器中,加入白酒后密封。
②浸泡7日后过滤去渣即可饮用。

药酒功效
蔓荆子具有疏散风热、止晕明目的功效。此款药酒具有疏风散热、清热明目、祛风止痛的功效,主治风热感冒所致的头昏头痛、头晕目眩、目赤肿痛、牙龈肿痛等。

药材配伍
蔓荆子400克,白酒1升。

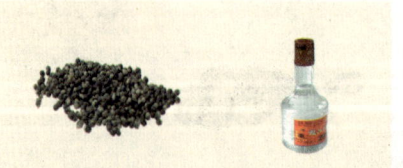

肉桂酒

使用方法
口服。每日1剂,1次或分2次温服。

贮藏方法
放在干燥阴凉避光处保存。

健康叮咛
风热感冒者忌服。

制作方法
①把肉桂研成细粉放入合适的容器中。
②加入白酒后密封。
③浸泡2日后即可饮用。
④肉桂粉也可直接用温酒调服。

药酒功效
肉桂具有止痛助阳、发汗解肌、温通经脉的功效。此款药酒具有温中补阳、解表散寒、通脉止痛的功效,主治外感风寒,身体感寒疼痛。

药材配伍
肉桂10克,白酒40毫升。

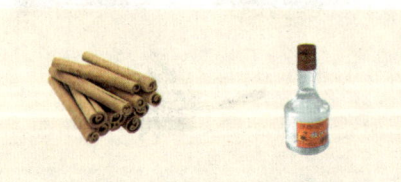

◎ 咳嗽

人参蛤蚧酒

使用方法

口服。每日2次，每次服20毫升。

贮藏方法

放在干燥阴凉避光处保存。

健康叮咛

儿童慎服。

制作方法

①把人参、蛤蚧焙干，捣碎以后装入洁净的纱布袋中。

②把装有药材的纱布袋放入合适的容器中。

③加入白酒后密封。

④常摇动，浸泡7日后拿掉纱布袋即可饮用。

药酒功效

人参有大补元气的功效。此药酒具有补肺益肾、定喘止咳、益气生津的功效，主治肺肾气虚、咳嗽气喘、神倦体乏、言语无力、心烦不安等症。

药材配伍

人参1支，蛤蚧1对，白酒1升。

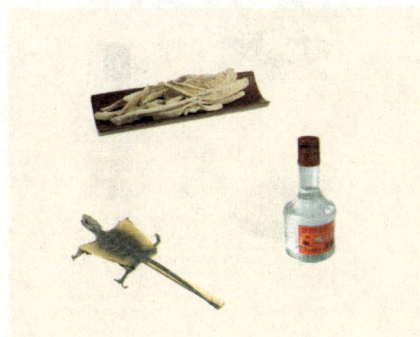

红颜酒

使用方法

口服。每日早晚各1次，每次空腹服20～30毫升。

贮藏方法

放在干燥阴凉避光处保存。

健康叮咛

杏仁提前浸泡半天。

制作方法

①把杏仁用水浸泡后去皮尖，晒干研成细粉。

②红枣和核桃仁捣碎和杏仁粉一起放容器中。

③加入蜂蜜、酥油和白酒后密封。

④经常摇动，浸泡7日后过滤去渣即可。

药酒功效

红枣具有补中益气、养血安神的功效。此药酒有补肺益肾、定喘止咳的功效，主治肺肾气虚、痰多咳喘、腰腿酸软等。

药材配伍

红枣、核桃仁各240克，杏仁60克，蜂蜜200克，酥油140克，白酒2升。

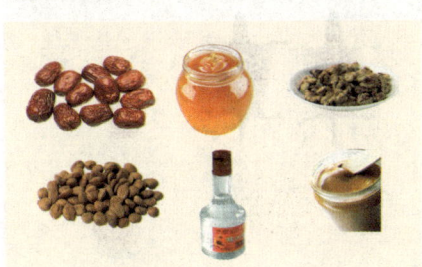

◎ 哮喘

蛤蚧定喘酒

使用方法

口服。每日2次,每次服20毫升。

贮藏方法

放在干燥阴凉避光处保存。

健康叮咛

风寒患者及实热性咳嗽、哮喘者忌服。

制作方法

①先将蛤蚧去头、足、鳞,切成小块。

②将蛤蚧碎块放入玻璃容器中,加入白酒浸没。

③将容器置阴凉处,浸泡30日即可,需经常摇动。

药酒功效

蛤蚧性平,味咸,归肺经、肾经。具有补肺益肾、纳气定喘的功效。本药酒适用于久病体虚的慢性虚劳喘咳、咳嗽少气、慢性支气管哮喘属肾阳虚证者。

药材配伍

蛤蚧1对,白酒1升。

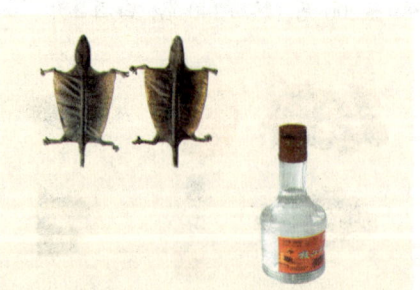

清火益肺酒

使用方法

每日饮服2次,每次25毫升。

贮藏方法

放在干燥阴凉避光处保存。

健康叮咛

孕妇慎服。

制作方法

①将西洋参洗净,晾干表面水分,放入净瓶中,加白酒、黄酒,加盖密封。

②浸泡15天即可饮用。

药酒功效

此款药酒具有益肺阴、生津液、去虚火等功效,主治久咳咽干口渴、虚热疲倦等。

药材配伍

西洋参20克,白酒、黄酒各260克。

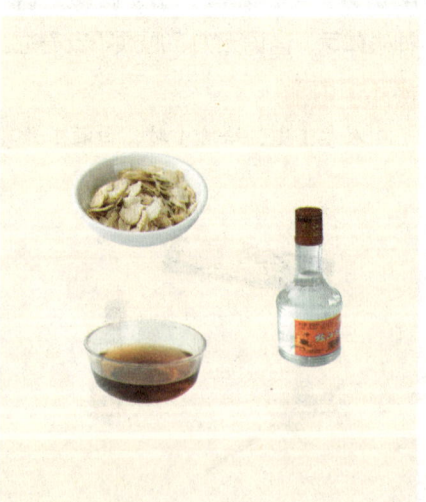

◎ 肺痈

金荞麦酒

使用方法

口服。每日3次，每次40毫升。

贮藏方法

放在干燥阴凉避光处保存。

健康叮咛

儿童慎服。

制作方法

①取金荞麦的根茎，切碎。
②把切碎的金荞麦根茎放入砂锅中。
③加入黄酒，隔水煮3小时。
④取出过滤去渣即可饮用。

药酒功效

金荞麦具有清热解毒、活血化瘀、健脾利湿的功效。此款药酒具有清热解毒、活血排脓、祛风除湿的功效，主治肺痈、疮毒、蛇虫咬伤、肺热咳喘、咽喉肿痛等。

药材配伍

金荞麦200克，黄酒1升。

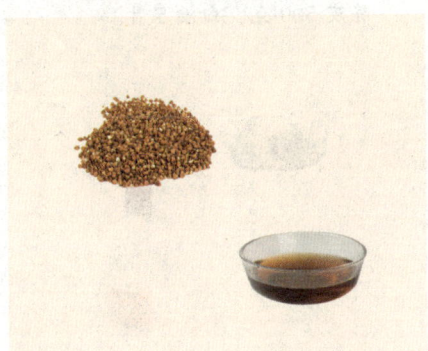

银翘三仁酒

使用方法

口服。每日3次，每次服用30毫升。

贮藏方法

放在干燥阴凉避光处保存。

健康叮咛

高血压患者忌服。

制作方法

①把诸药材切碎放入砂锅，加水适量煎取浓汁，再加黄酒续煮至沸后放冷。
②密封浸泡3日，取药液饮用。

药酒功效

此款药酒具有宣肺化痰、清热解毒的功效。主治肺痈初起、流行性感冒引起的发热头痛、痰热咳嗽等症。

药材配伍

瓜蒌仁24克，桑叶、杏仁20克，冬瓜仁30克，鲜芦根、金银花各60克，生甘草18克，薄荷、桔梗各12克，连翘36克，黄酒8升。

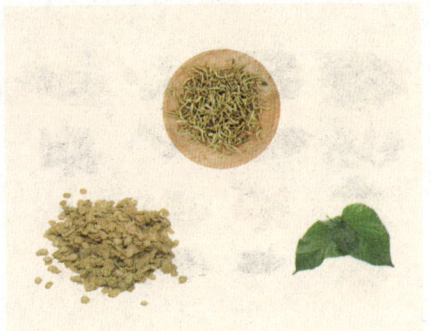

◎ 支气管炎

丹参川芎酒

使用方法

口服。每日2次，每次10毫升。

贮藏方法

放在干燥阴凉避光处保存。

健康叮咛

孕妇慎服。

制作方法

①将附子进行炮制。
②捣碎药材，放纱布袋中。
③把纱布袋放入容器，加白酒。
④密封浸泡约7日后拿掉纱布袋即可。

药酒功效

丹参具有凉血消肿、清心除烦的功效。此款药酒能扶正祛邪，主治阳虚咳嗽。

药材配伍

黄芪、肉苁蓉、白术、川芎、牛膝、石斛各60克，附子、防风、干姜、秦艽、桂心、独活各45克，丹参、干地黄各75克，白酒10升。

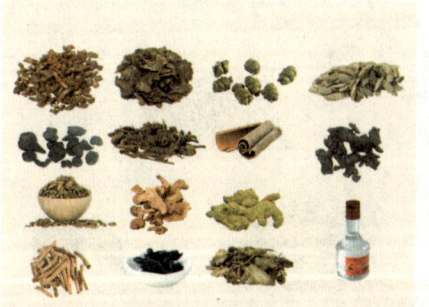

陈皮酒

使用方法

每日3次，每次口服20～30毫升。

贮藏方法

放在干燥阴凉避光处保存。

健康叮咛

阴虚燥咳者慎服。

制作方法

①陈皮清洗干净以后晾干，然后撕碎。
②把撕碎的陈皮放入合适的容器中。
③加入白酒后密封。
④浸泡约7日后即可饮用。

药酒功效

陈皮具有理气健脾、燥湿化痰的功效。此药酒有理气止咳、燥湿化痰的功效，主治风寒咳嗽、脾胃气滞等症。

药材配伍

陈皮500克，白酒5升。

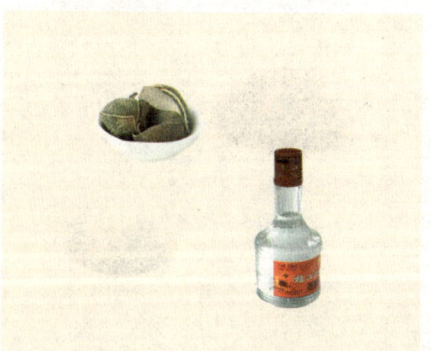

◎ 肺结核

参部酒

使用方法
口服。每日2次,每次15~20毫升。

贮藏方法
放在干燥阴凉避光处保存。

健康叮咛
大便溏泻者慎服。

制作方法
①把西洋参、百部、麦冬、川贝母捣碎,放入砂锅中。
②加入清水1升,煮沸至总量减半。
③加入黄酒继续煮沸,取出放冷后密封。
④浸泡3日后过滤去渣即可饮用。

茶方功效
西洋参具有活血和胃、增强抵抗力的功效。此款药酒具有益气滋阴、润肺止咳、生津止渴、杀虫灭虱的功效,主治肺结核、肺虚干咳、虚劳咳嗽、痰中带血、津伤口渴。

药材配伍
麦冬、西洋参各9克,百部30克,川贝母15克,黄酒2升。

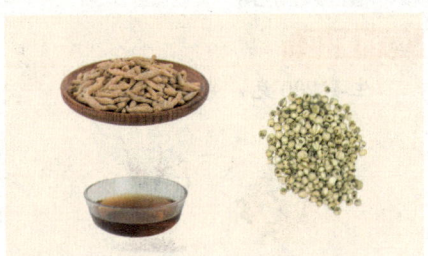

冬虫夏草酒

使用方法
口服。每日2次,每次20毫升。

贮藏方法
放在干燥阴凉避光处保存。

健康叮咛
感冒发热者忌服。

制作方法
①将冬虫夏草研细,放入容器中
②将白酒倒入容器中
③密封浸泡3天。
④过滤去渣后,取药液服用。

药酒功效
冬虫夏草具有补虚益气、止咳化痰的功效。此款药酒具有润肺补肾、活血滋补、祛痰强身的功效,主治肺结核、喘逆痰血等症。

药材配伍
冬虫夏草15克,白酒500毫升。

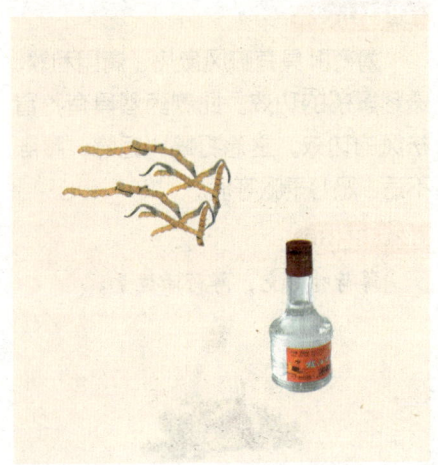

第五章　防治消化系统疾病的药酒

◎ 呃逆

薄荷酊

使用方法

空腹口服。加水稀释服用。每天1次，每次0.5毫升。

贮藏方法

放在干燥阴凉避光处保存。

健康叮咛

薄荷油指薄荷挥发油，薄荷素油。

制作方法

①将薄荷叶剪碎，放入容器中。
②加入些许乙醇。
③密封浸泡1～3天后过滤去渣。
④加薄荷油混匀，加剩下乙醇，取药液。

药酒功效

薄荷叶具有疏风散热、清目利喉、透疹解郁的功效。此款药酒具有养胃祛风的功效，主治打嗝、饱嗝、腹胀不适、恶心干呕等症。

药材配伍

薄荷叶6克，薄荷油适量。

姜汁葡萄酒

使用方法

口服。每天2次，每次50毫升。

贮藏方法

放在干燥阴凉避光处保存。

健康叮咛

轻者服1～2次，重者服4～6次；热性呃逆者忌服。

制作方法

①将生姜捣烂，放入容器中。
②将葡萄酒倒入容器中，与药材充分混合。
③将容器中的药酒密封浸泡3天。
④过滤去渣后，取药液服用。

药酒功效

生姜具有发汗解表、温中止呕、温肺止咳的功效。此款药酒具有祛湿散寒、健胃止痛的功效。适应证有打嗝、寒性腹痛等。

药材配伍

生姜200克，葡萄酒2升。

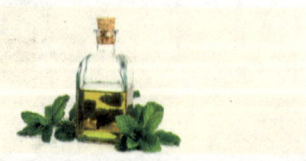
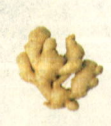
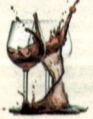

◎ 呕吐

姜醋酒

使用方法

外敷。每天1次。取药饼敷于足心，用纱布包扎固定。

贮藏方法

放在干燥阴凉避光处保存。

健康叮咛

切勿内服。

制作方法

①将生姜捣烂，放入容器中。
②往容器中分别加入面粉、陈醋和白酒。
③将药材搅拌成稠糊状。
④制成4个药酒饼即成。

药酒功效

生姜有发汗解表、温中止呕、温肺止咳的功效。此款药酒饼有温中止呕的功效。

药材配伍

陈醋、面粉各60克，生姜20克，白酒40毫升。

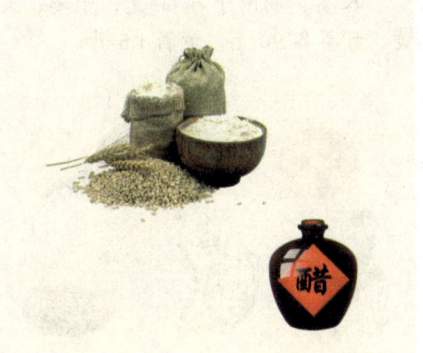

干姜酒

使用方法

口服。每天2～3次，每次10～15毫升。

贮藏方法

放在干燥阴凉避光处保存。

健康叮咛

阴虚内热者、血热妄行者禁服。

制作方法

①将干姜切成薄片，放入容器中。
②将黄酒倒入容器中，与干姜片充分混合。
③用小火煮沸，至0.9升。
④过滤去渣后取药液服用。

药酒功效

此款药酒具有驱寒行滞、促进血液循环的功效。

药材配伍

干姜90克，黄酒1.5升。

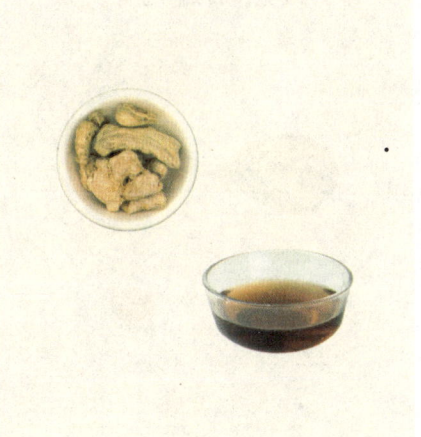

◎ 胃痛

佛手酒

使用方法

口服。每天2次，每次15毫升，不善饮酒者每次5毫升。

贮藏方法

放在干燥阴凉避光处保存。

健康叮咛

阴虚有火者、无气滞症状者慎服。

制作方法

①将佛手洗净，用清水泡软。
②将佛手切成规则正方形小块，晾干后放入容器中。
③加白酒，密封浸泡，每隔5天，适当摇动。
④约15天后过滤去渣，取药液服用。

药酒功效

此款药酒具有理气养肝、和脾温胃、消食祛痰的功效。

药材配伍

佛手15克，白酒0.2升。

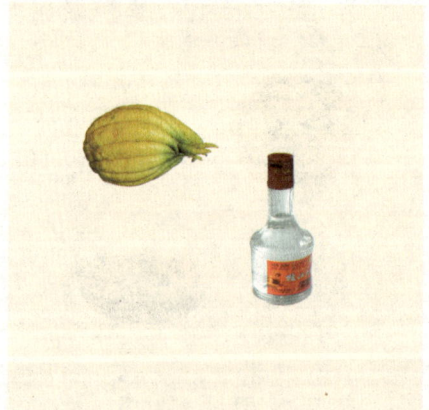

温脾酒

使用方法

口服。早、晚各1次，每次15~25毫升。用温水服。

贮藏方法

放在干燥阴凉避光处保存。

健康叮咛

老年虚寒性便秘可常饮。

制作方法

①将人参、甘草、制附子、大黄、干姜分别捣碎，或切成薄片，放入容器中。
②加入黄酒，密封浸泡约7天。
③过滤去渣后取药液服用。
④或者直接将容器隔水煮沸，浸泡2天后，取药液服用。

药酒功效

此款药酒具有温中通便、止痛驱寒的功效，主治脘腹冷痛、便秘久痢等症。

药材配伍

人参、制附子各60克，干姜、大黄、甘草各90克，黄酒1.5升。

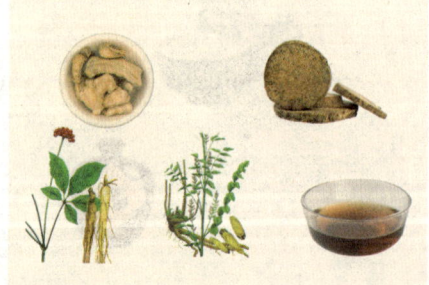

◎ 胃及十二指肠溃疡

香砂酒

使用方法

口服。每天3次,每次15~20毫升。用温水服。

贮藏方法

放在干燥阴凉避光处保存

健康叮咛

阴虚实热者忌服。

制作方法

①将香砂仁翻炒,研磨成粗粉,放入布袋中,然后将此布袋放入容器中。
②将黄酒倒入容器中。
③密封浸泡3~5天。
④取药液服用。

药酒功效

香砂仁具有理气止痛的功效。此款药酒具有理气和中、健胃消食的功效,主治心腹胀痛、食欲不佳、恶呕胃痛、胃溃疡、泄泻痢疾等症。

药材配伍

香砂仁120克,黄酒1升。

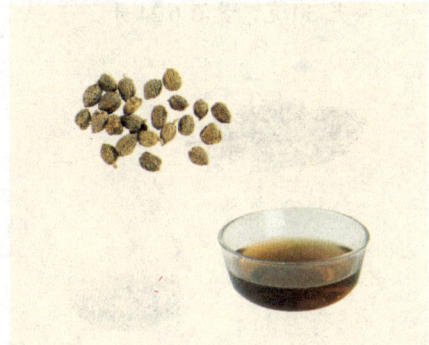

平胃酒

使用方法

口服。每天2次,每次25毫升,60天1疗程。

贮藏方法

放在干燥阴凉避光处保存。

健康叮咛

外邪实热、泄泻者忌服。

制作方法

①翻炒陈皮,红枣去核,诸药材研细,入容器加白酒以70℃热浸半小时。
②取药渣加白酒浸20分钟,滤液合并加蜂蜜溶匀,去渣服用。

药酒功效

此款药酒具有补中益气、健脾和胃、消食化积、温中散寒、养肝补肾的良好功效,主治胃及十二指肠溃疡。

药材配伍

陈皮160克,鸡内金、肉豆蔻、小茴香、干姜各60克,山楂、麦芽各200克,枸杞子、红枣、山药各400克,40度白酒6升,蜂蜜适量。

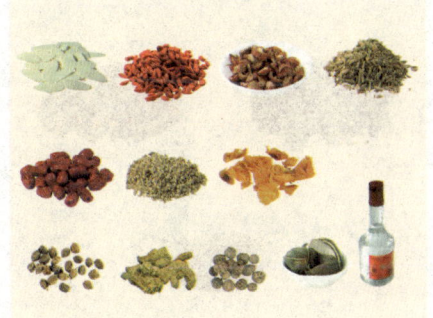

◎ 黄疸

茵陈栀子酒

使用方法

口服。1剂分3次服用，每日200毫升。

贮藏方法

放在干燥阴凉避光处保存。

健康叮咛

切忌与豆腐、生冷油腻食物共食。

制作方法

①将茵陈、栀子放入容器中。
②将黄酒倒入容器中，与茵陈、栀子混匀。
③将容器中的药材用火煎熬。
④取药液服用。

药酒功效

茵陈具有利胆清热、降血压、降血脂的功效；栀子具有下火除烦、清热祛湿、凉血解毒的功效。此款药酒具有清热解毒、利水祛湿的功效，主治湿热黄疸（热重于湿）。

药材配伍

茵陈90克，栀子45克，黄酒1.5升。

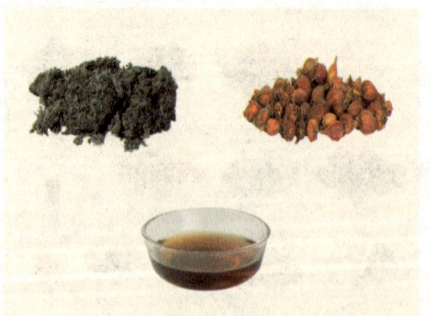

秦艽酒

使用方法

空腹口服。每天2~3次，每次10毫升。

贮藏方法

放在干燥阴凉避光处保存。

健康叮咛

伤酒发黄、因劳有黄、面赤恶心者饮用，效果佳。

制作方法

①将秦艽捣碎，放入容器中。
②将黄酒倒入容器中，与秦艽充分混匀。
③密封浸泡约7天。
④过滤去渣后取药液服用。

药酒功效

秦艽具有散风祛湿、舒筋活络、清热补虚的功效。此款药酒具有利水祛湿、清退黄疸的功效，主治湿热黄疸。

药材配伍

秦艽30克，黄酒0.24升。

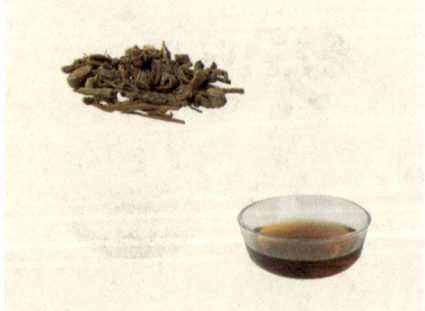

◎ 腹泻

五味子酒

使用方法

口服。每天2次，每次10毫升。

贮藏方法

放在干燥阴凉避光处保存。

健康叮咛

空腹饮用效果更佳。

制作方法

①将五味子洗净，放入容器中。
②将白酒倒入容器中，与五味子充分混匀。
③密封浸泡14天，每天摇晃数次。
④取药液服用。

药酒功效

五味子具有润肾生津、收汗涩精的功效。此款药酒具有养心益气、补肾生津的功效，主治慢性腹泻、肺虚喘咳、心悸失眠、津亏自汗、体虚乏力等症。

药材配伍

五味子45克，白酒0.75升。

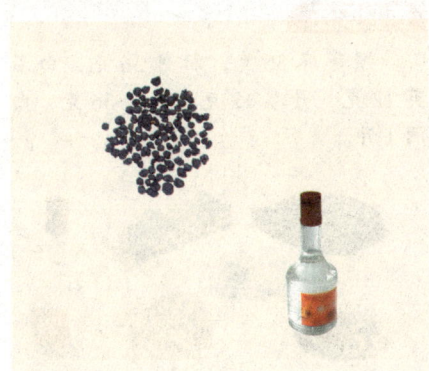

白药酒

使用方法

口服。每日2~3次，每次15~20毫升。

贮藏方法

放在干燥阴凉避光处保存。

健康叮咛

可加适量白糖调味。

制作方法

①将下述药材捣碎入纱布袋，再入容器。
②加白酒密封，每2天晃1次。
③浸泡约15天后过滤去渣，服用药液。

药酒功效

白茯苓是茯苓的一种，即切去赤茯苓后的白色部分，功能渗湿健脾；白术为菊科植物白术的干燥根茎，其性温，味甘、苦，与茯苓同用具有健脾、燥湿、止泻之功效。此款药酒具有补脾和胃、理气活血、祛湿利水的功效，主治脾虚纳少、积谷不化、小便不畅、大便溏泄等症。

药材配伍

白茯苓30克，白术30克，豆蔻18克，牛膝30克，山药30克，薏苡仁30克，天花粉30克，芡实30克，白酒10升。

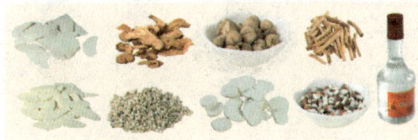

◎ 便秘

秘传三意酒

使用方法

口服。每日适量饮用，患病时勿服。

贮藏方法

放在干燥阴凉避光处保存。

健康叮咛

脾虚泄泻者忌服。

制作方法

①将枸杞子、火麻仁、生地黄分别研磨成粗粉，放入布袋中，然后将此布袋放入容器中。

②将白酒倒入容器中，与以上诸药材充分混匀。

③密封浸泡约7天，过滤去渣后取药液服用。

药酒功效

此款药酒具有活血滋阴、清热解暑、润肠祛燥的功效，主治阴虚血少、头晕目眩、面色萎黄、口干舌燥、体弱乏力、大便干燥等症。

药材配伍

枸杞子400克，火麻仁240克，生地黄400克，白酒3.2升。

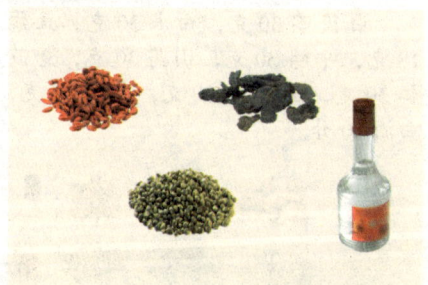

芝麻杜仲牛膝酒

使用方法

空腹口服。每日3次，每次15毫升。用温水服。

贮藏方法

放在干燥阴凉避光处保存。

健康叮咛

阴虚火旺者慎服，忌食牛肉。

制作方法

①将杜仲、牛膝、白石英、丹参分别捣碎，放入纱布袋中，然后将此纱布袋放入容器中。

②将黑芝麻翻炒加入容器中，加入白酒，搅拌均匀。密封浸泡约14天后过滤去渣，取药液服用。

药酒功效

黑芝麻具有美容养颜的功效，杜仲有通便利尿的作用。此款药酒具有补肝肾、益精血、坚筋骨、祛风湿的功效，主治精血亏损、腰酸腿软、便秘骨痿、头晕目眩、风湿痹痛等症。

药材配伍

黑芝麻36克，杜仲36克，白石英12克，丹参12克，牛膝36克，白酒1升。

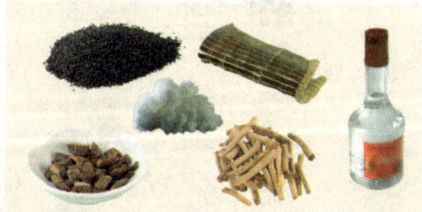

◎ 便血

刺五加酒

使用方法
空腹口服。每日2～3次，每次20毫升。

贮藏方法
放在干燥阴凉避光处保存。

健康叮咛
切忌与辛辣食物共食。

制作方法
①将刺五加捣碎，放入容器中。
②将白酒倒入容器中，与刺五加充分混合。
③密封浸泡约10天。
④过滤去渣后取药液服用。

药酒功效
刺五加可抗疲劳、补虚弱、增强骨髓造血功能，并具有活血作用。此款药酒具有凉血通络、活血止痛的功效，主治肠风痔血、风湿骨痛、跌打损伤。

药材配伍
刺五加260克，白酒2升。

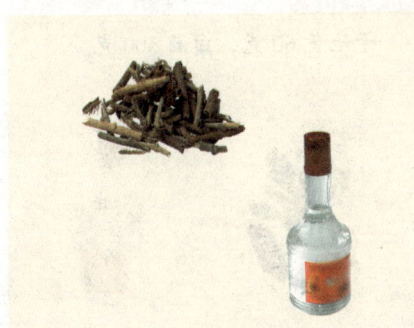

地榆酒

使用方法
空腹口服。每日2次，每次20～30毫升。

贮藏方法
放在干燥阴凉避光处保存。

健康叮咛
切忌与辛辣食物共食。

制作方法
①将地榆、赤芍、甘草、白茅根分别捣碎，放入容器中。
②加入黄酒，密封后放入盛好水的锅中。
③隔水熬煮1小时。
④加入白糖，浸泡3天后过滤去渣，取药液服用。

药酒功效
地榆具有凉血止血、清热解毒、消肿敛疮的功效，赤芍具有止痛消肿、活血化瘀的功效。此款药酒具有凉血止血的功效，主治胃肠积热、小便带血、大便带血等症。

药材配伍
地榆150克，赤芍90克，白茅根150克，白糖750克，甘草45克，黄酒1.5升。

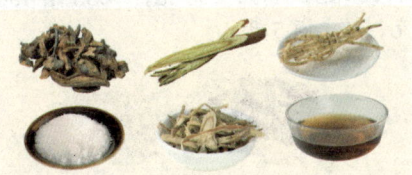

第六章 防治内分泌系统疾病的药酒

◎ 糖尿病

黄精酒

使用方法
每日饮2次，每次10~30毫升。

贮藏方法
放在干燥阴凉避光处保存。

健康叮咛
湿热、痰湿盛者不宜饮服。

制作方法
①先用水500毫升煮下述诸药，煎煮2~3小时后，去渣取液。
②将药液和在酒中，再上锅煮约30分钟，然后装入器皿中密封备用。
③每日服饮。

药酒功效
此款药酒能益血养脾，乌头发、胡须，养心气，减烦躁。主治虚劳羸瘦、面色萎黄、食欲不振、心烦气急、失眠多梦、心悸怔忡，以及糖尿病和更年期综合征等。

药材配伍
黄精200克，苍术200克，枸杞根250克，柏叶250克，天门冬150克，糯米酒5升。

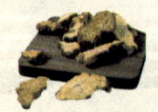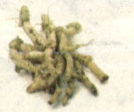

地黄酒

使用方法
每次10~30毫升，每日1~3次。

贮藏方法
放在干燥阴凉避光处保存。

健康叮咛
体质较弱或敏感的人群应适量减少饮用量。

制作方法
①将地黄洗净，泡入白酒坛内。
②用不透气的塑料皮封严口，浸泡7天即可。

药酒功效
舒筋活血。适用于糖尿病患者阴血不足、筋脉失养而引起的肢体麻木、疼痛等症。

药材配伍
干地黄60克，白酒500克。

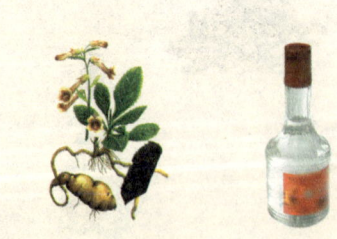

◎ 肥胖症

参楂酒

使用方法

每日饮用1~2次，每次10~30毫升。

贮藏方法

放在干燥阴凉避光处保存。

健康叮咛

避免空腹饮用。

制作方法

①将党参、山楂、阿胶切碎放入酒中。

②密封存放，30日后开启，即可饮用。

药酒功效

此款药酒可益气补血，消积降脂。适用于高脂血症、肥胖症。

药材配伍

白酒500克，党参、山楂各50克，阿胶40克。

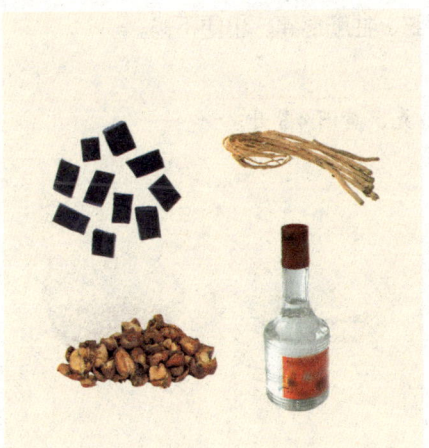

龙眼肉酒

使用方法

每日2次，每次温饮两小盅。

贮藏方法

放在干燥阴凉避光处保存。

健康叮咛

阴虚内热者慎服。

制作方法

①将龙眼肉择洗干净，置于白酒中。

②每日摇动数次，密封浸泡百日后即可服用。

药酒功效

此款药酒可健脾安神，降脂祛腻。适用于心血亏虚所致的失眠、多梦及高脂血症等。

药材配伍

龙眼肉100克，白酒500毫升。

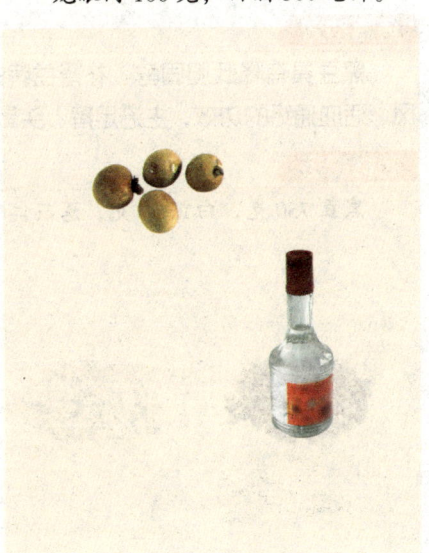

第七章　皮肤病防治药酒

◎ 足癣

黑豆酒

使用方法
口服。酌量服用，常令酒气相伴。

贮藏方法
放在干燥阴凉避光处保存。

健康叮咛
儿童勿过食。

制作方法
①将黑豆翻炒，与白芷、薏苡仁分别捣碎，放入容器中。
②将黄酒倒入容器中，与药材充分混合。
③密封浸泡约7天，过滤去渣后取药液服用。
④或隔水加热，浸渍12小时后取药液服用。

药酒功效
黑豆具有降低胆固醇、补肾益脾的功效。此款药酒具有利水杀虫、温经散风、活血通络的功效，主治足癣、头晕目眩、抽筋疼痛、小便不畅。

药材配伍
黑豆750克，白芷90克，薏苡仁180克，黄酒4.5升。

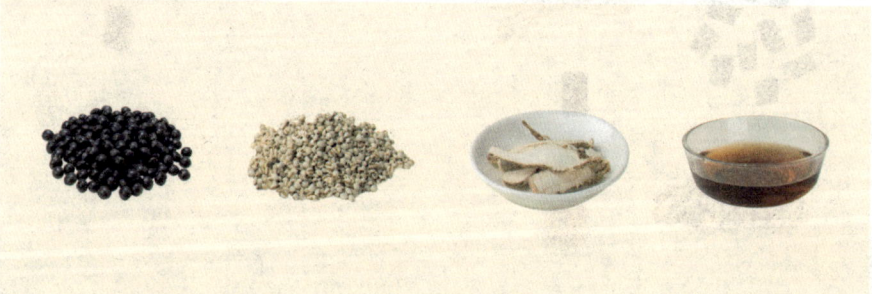

◎ 荨麻疹

浮萍酒

使用方法
①外敷。每日2次，用棉球蘸药酒搽于患病处。②口服。每日2次，每次30～50毫升。

贮藏方法
放在干燥阴凉避光处保存。

制作方法
①将浮萍捣烂，放入容器中。
②将白酒倒入容器中，与药材充分混合。
③密封浸泡约7天。
④过滤去渣后取药液服用。

药酒功效
浮萍具有清热杀虫、防治心血管疾病的功效。此款药酒具有活血祛风、杀虫止痒的功效，主治荨麻疹、过敏性皮疹、皮肤瘙痒等病症。

药材配伍
浮萍80克，白酒400毫升。

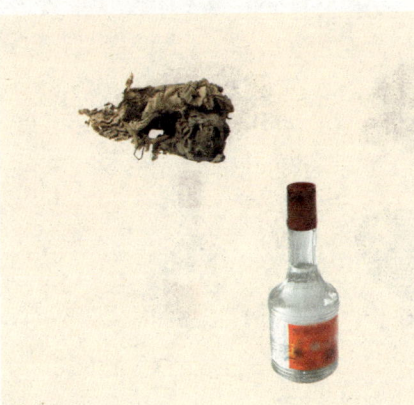

独活肤子酒

使用方法
口服。空腹口服。每日3次，每次10～15毫升。

贮藏方法
放在干燥阴凉避光处保存。

健康叮咛
阴虚血燥者慎服。

制作方法
①将地肤子、独活、当归分别研磨成粗粉，放入容器中。
②将白酒倒入容器中，与诸药粉充分混合。
③将药材热煮至沸腾，取下晾凉。
④过滤去渣后取药液服用。

药酒功效
地肤子具有清热祛湿、散风止痒的功效，独活具有散风祛湿、驱寒止痛的功效。此款药酒具有活血通络、清热解毒、祛风透疹的功效，主治荨麻疹。

药材配伍
地肤子100克，独活100克，当归100克，白酒1升。

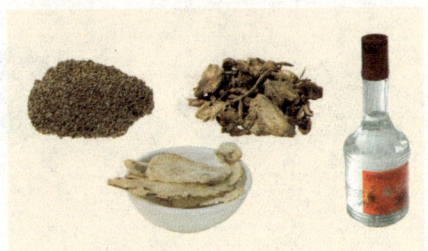

◎ 湿疹

蛇床苦参酒

使用方法
外敷。每日2~3次,用棉球蘸药酒搽于患病处。

贮藏方法
放在干燥阴凉避光处保存。

健康叮咛
脾胃虚寒者忌用。

制作方法
①将蛇床子、苦参、白鲜皮、防风、明矾研磨成粗粉,放入容器中。
②加入白酒,密封,前1周每天搅拌1次,之后每周搅拌1次。
③密封浸泡30天后,过滤取清液,压榨残渣取滤液。
④将清液、滤液混合,静置后过滤,取药液使用。

药酒功效
苦参具有清热祛湿、杀虫利尿的功效。此款药酒具有散风祛湿、解毒止痒的功效,主治神经性皮炎、慢性湿疹、扁平疣、汗疹、皮肤瘙痒。

药材配伍
蛇床子120克,苦参120克,白鲜皮60克,防风60克,明矾60克,白酒2升。

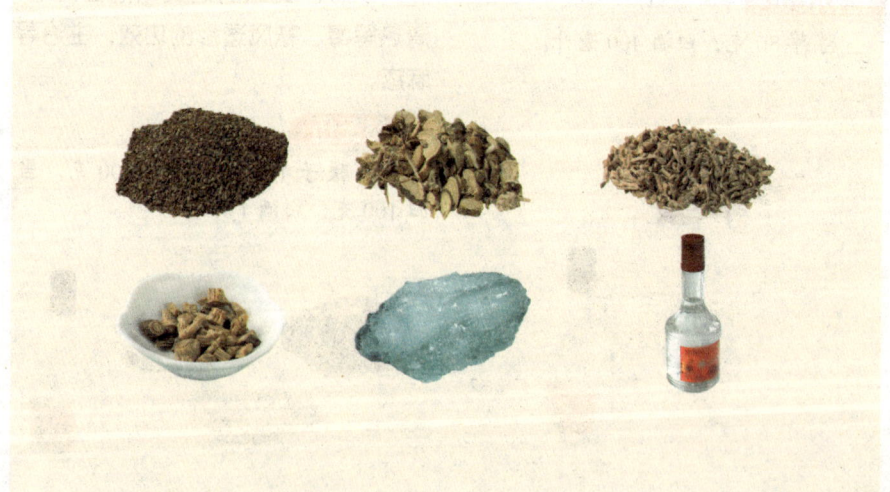

◎ 神经性皮炎

外擦药酒方

使用方法
外敷。每日 2～3 次，用棉球蘸后搽于患病处。

贮藏方法
放在干燥阴凉避光处保存。

健康叮咛
阴亏血虚者、孕妇忌用。

制作方法
①将雄黄、硫黄、斑蝥、白及、轻粉分别研磨成细粉，放入容器中。
②将乙醇倒入容器中，与诸药粉充分混合。
③将容器中的药酒密封浸泡约 7 天后取出。
④过滤去渣后，取药液使用。

药酒功效
雄黄具有解毒杀虫、祛湿化痰的功效，硫黄具有杀虫、壮阳的功效。此款药酒具有清热解毒、活血祛风、杀虫止痒的功效，主治神经性皮炎。

药材配伍
雄黄 30 克，硫黄 30 克，白及 30 克，75% 乙醇 400 毫升，斑蝥 20 个，轻粉适量。

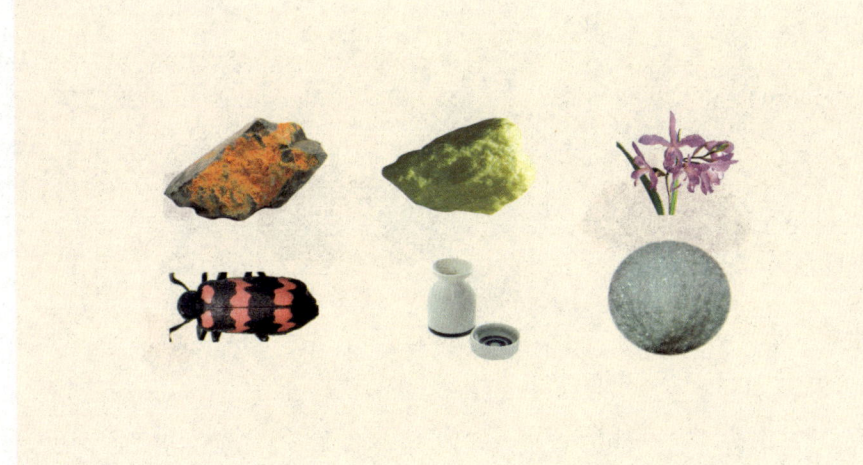

红花酊

使用方法
外敷。每日3～4次，用棉球蘸药酒搽于患病处。

贮藏方法
放在干燥阴凉避光处保存。

健康叮咛
①皮损流水者忌用。②治疗期禁烟禁酒，起居规律。

制作方法
①将红花、樟脑、冰片放入容器。
②将白酒倒入容器中，与诸药材充分混合。
③将容器中的药酒密封浸泡约7天后取出。
④过滤去渣后取药液使用。

药酒功效
红花具有活血通经、散瘀止痛的功效。此款药酒具有活血祛湿、杀虫止痒的功效，主治神经性皮炎、慢性皮炎、结节性痒疹、玫瑰痤疮、皮肤瘙痒、湿疹等症。

药材配伍
红花20克，樟脑20克，冰片20克，白酒1升。

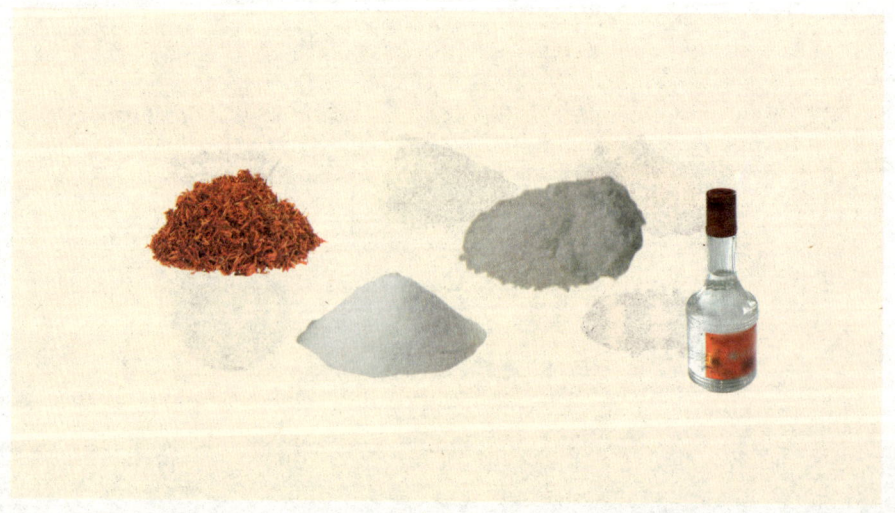

◎ 寻常疣

消疣液

使用方法
外敷。每日 3 次，每次 5 分钟，持续 3～6 周，用棉球蘸后于患病处稍用力擦拭。

贮藏方法
放在干燥阴凉避光处保存。

健康叮咛
切勿内服，腰痛非风湿者不宜用，血少火炽者禁用。

制作方法
①将海桐皮、地肤子、蛇床子、青龙衣、新鲜土大黄分别捣碎，放入容器中。
②加入高粱酒。
③密封浸泡 30 天取药液使用。

药酒功效
海桐皮具有散风祛湿、通经活络、杀虫止痒的功效。此款药酒具有消炎止痛、散结去疣的功效，主治寻常疣。

药材配伍
海桐皮 240 克，地肤子 240 克，青龙衣 24 克，土大黄 1 千克，蛇床子 240 克，高粱酒 1 升。

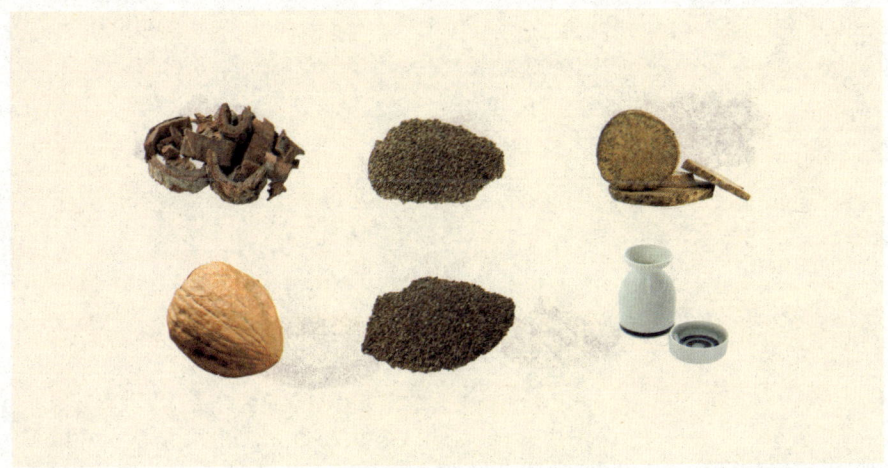

◎ 皮肤瘙痒症

活血止痒酒

使用方法
口服。每日60毫升，分2次服用。

贮藏方法
放在干燥阴凉避光处保存。

健康叮咛
孕妇慎服。

制作方法
①将蝉蜕、丹参、何首乌、防风放入容器中。
②将黄酒倒入容器中，与诸药材充分混合。
③将容器上火熬煮至总量为半。
④过滤去渣后取药液服用。

药酒功效
蝉蜕具有散风清热、利咽透疹、退翳解痉的功效，丹参具有活血化瘀、消肿止痛的功效。此款药酒具有活血散风、杀虫止痒的功效，主治血虚型瘙痒性皮肤病。

药材配伍
蝉蜕60克，丹参120克，何首乌120克，防风40克，黄酒1.2升。

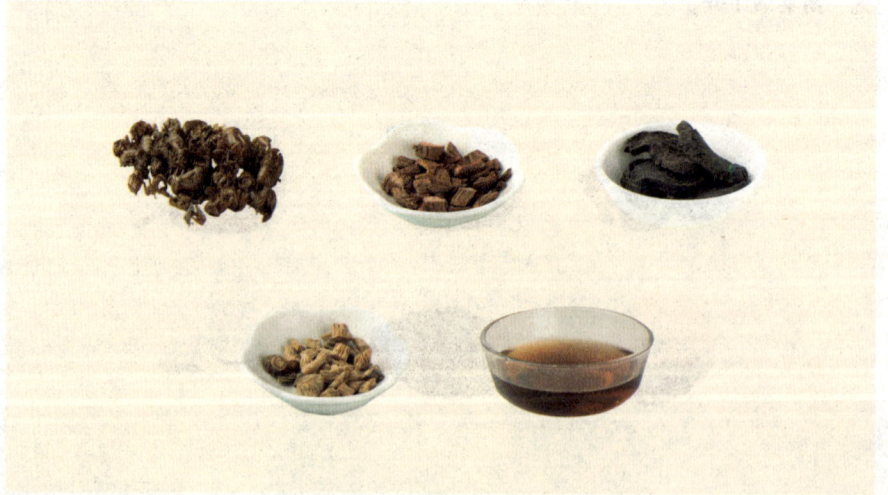